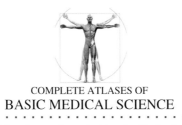

COMPLETE ATLASES OF
BASIC MEDICAL SCIENCE

基础医学图谱系列全辑

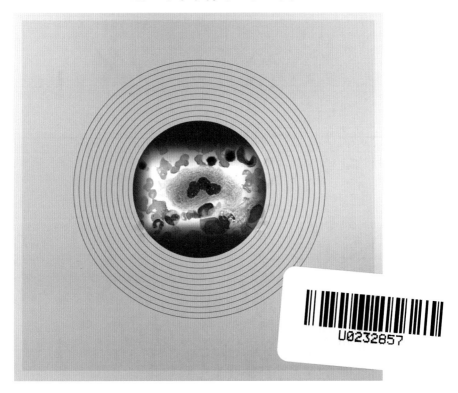

U0232857

实验诊断学

彩 色 图 谱

COLOUR ATLAS OF LABORATORY DIAGNOSTICS

主编◎叶千红　韩秋生　徐国成

长江出版传媒
Changjiang Publishing & Media

湖北科学技术出版社
HUBEI SCIENCE & TECHNOLOGY PRESS

《实验诊断学彩色图谱》编委会名单

主　审	张丽霞
主　编	叶千红　韩秋生　徐国成
副主编	吴晓芝　褚云卓　宋鉴清　陈燕　王亚柱　王效婷　王继春
编绘人员	巴静　王维东　王平平　邝浩强　张国栋　田月娥　刘丰　孙志刚　李虹
	邹卫东　邹大伟　林艳芳　荆永显　梁彬　张青　杨洋　李楠　刘海星
	康悦　王阳　崔勇
摄　影	李会波

图书在版编目（CIP）数据

实验诊断学彩色图谱／叶千红，韩秋生，徐国成主编 . —武汉：
湖北科学技术出版社，2018.7

（基础医学图谱系列全辑）

ISBN　978-7-5706-0180-6

Ⅰ . ①实… 　Ⅱ . ①叶… 　②韩… 　③徐… 　Ⅲ . ①实验室诊断-
图谱-医学院校-教材 　Ⅳ . ① R446-64

中国版本图书馆 CIP 数据核字（2018）第 057268 号

出版发行	湖北科学技术出版社	印　张	6.75　插页 4
地　址	武汉市雄楚大街 268 号	出版时间	2018 年 7 月第 1 版
	（湖北出版文化城 B 座 13-14 层）	印刷时间	2018 年 7 月第 1 次印刷
邮　编	430070	策　划	杨瑰玉
联系电话	027-87679468	责任编辑	严　冰
网　址	http://www.hbstp.com.cn	封面设计	喻　杨
印刷者	武汉市金港彩印有限公司	版式设计	徐国成
开本尺寸	787×1092　1/16	定　价	98.00 元
字　数	260 千字		

前言
INTRODUCTION

　　《实验诊断学彩色图谱》是以全国高等学校教材《诊断学》（人民卫生出版社出版）第七版中实验诊断学部分内容为依据，配合高等医学院校《实验诊断学》教学的一本彩色图谱。本图谱使教学中形态学描述变成真实的直观图像，便于理解和记忆，适合医学生（医疗、护理、检验）学习，并能满足检验技术人员及医务人员临床工作需要。本图谱共分三篇，共收集彩图376张，配有中英文对照图名及文字说明，在彩图中用符号或数字加以标注。

　　《实验诊断学彩色图谱》由澳门理工学院和中国医科大学相关人员共同编绘，编委们长期从事实验诊断学、检验专业教学，从工作中积累的图片中精选集粹并参考大量中英文高等医学教材及相关书籍编绘而成。其特点：一是实用性。图谱收集了大量血液、尿液、粪便、寄生虫、临床病原微生物形态及培养特征的彩图，以及大量的各型白血病的血液细胞显微镜下所见图片，内容系统全面、简明实用。二是真实性与高清晰度。大量图片均采用真实样本，绝大部分为显微镜下所摄的高分辨率彩色图片，部分由医学美术专家绘制完成，以补充极少数稀缺内容，采用高端印刷技术及纸张，图像真实、清晰、美观。

　　随着检验技术的快速发展，尽管医学检验手段不断创新，但传统的显微镜检查仍是临床检验中不可替代的重要方法，也是许多疾病诊断的"金标准"。为了满足广大医学生和临床工作者的需要，我们出版了此书。

　　由于编者的水平及能力所限，书中必有不妥之处，敬请专家及同道们提出宝贵意见。

叶千红　　韩秋生　　徐国成

2018 年 7 月

目录
CONTENTS

排泄物、分泌物及体液 EXCRETA, SECRETION AND BODY FLUID　　**71**

病原微生物 PATHOGENIC MICROORGANISM　89

血液细胞学

HEMOCYTOLOGY

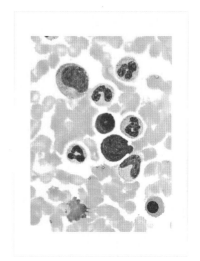

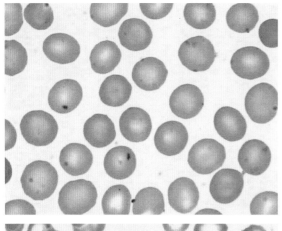

1．红细胞
Erythrocyte

成熟红细胞(RBC)胞体直径6～9μm，平均7.2μm，两面呈微凹圆盘状，无核，胞质淡粉红色，中央1/3为生理性淡染区，胞质内无异常结构。

(Peripheral blood，Wright－Giemsa stain，1000X)

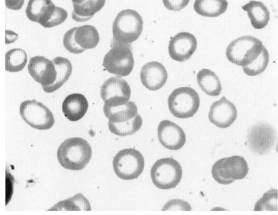

2．小红细胞
Microcyte

红细胞直径<6μm。正常人偶见，见于低色素性贫血，如缺铁性贫血。

(Peripheral blood，Wright－Giemsa stain，1000X)

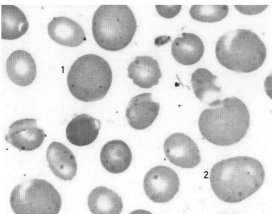

3．大红细胞和巨红细胞
Macrocyte & Megalocyte

大红细胞(Macrocyte)(1)：直径>10μm。常见于溶血性贫血、急性失血性贫血、巨幼细胞性贫血。

巨红细胞(Megalocyte)(2)：直径>15μm，常呈椭圆形，内含血红蛋白量高，中央淡染区常消失。常见于叶酸或（和）维生素B₁₂缺乏所致的巨幼红细胞性贫血。

(Peripheral blood，Wright－Giemsa stain，1000X)

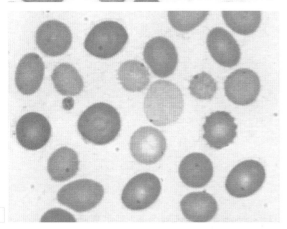

4．红细胞大小不均
Anisocytosis

红细胞大小悬殊，直径可相差一倍以上。

(Peripheral blood，Wright－Giemsa stain，1000X)

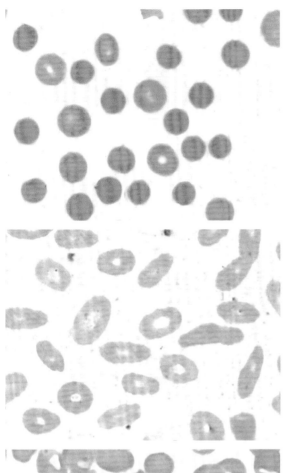

5. 球形红细胞
Spherocyte

红细胞直径<6μm，厚度增加>2.9μm。细胞中心区的血红蛋白比周围多，呈小球形。常见于遗传性和获得性球形细胞增多症、异常血红蛋白病等。
(Peripheral blood，Wright—Giemsa stain，1000X)

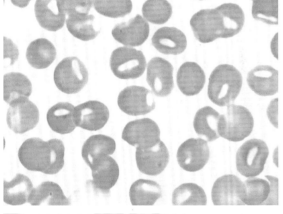

6. 椭圆形红细胞
Elliptocyte

红细胞的横径／长径<0.78，细胞体积小，卵圆形，或两端钝圆的长柱状。正常人血涂片中约占1％，遗传性椭圆形细胞增多症时增多，可达15％以上，巨幼细胞性贫血时可见巨椭圆形红细胞。
(Peripheral blood，Wright—Giemsa stain，1000X)

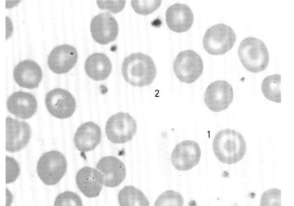

7. 口形红细胞
Stomatocyte

红细胞中央淡染区呈扁平裂缝状，宛如口形或鱼口形。正常人血涂片中偶见，遗传性口形红细胞增多症者可达10％以上。
(Peripheral blood，Wright—Giemsa stain，1000X)

8. 靶形红细胞
Target cell

红细胞中央淡染区扩大，中心部位有部分色素存留而深染，状似射击之靶标(1)。有的中心深染区似从红细胞边缘延伸出的半岛或柄状(2)。珠蛋白生成障碍性贫血、异常血红蛋白病者，靶形细胞常占20％以上。
(Peripheral blood，Wright—Giemsa stain，1000X)

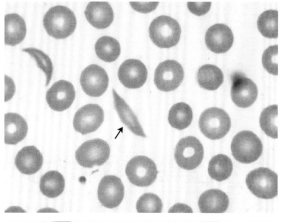

9．镰形红细胞
Sickle cell

红细胞形如镰刀状，见于镰形红细胞性贫血（HbS病）（箭头）。

(Peripheral blood，Wright–Giemsa stain，1000X)

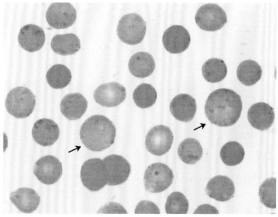

10．嗜多色性红细胞
Polychromatic erythrocyte

红细胞呈淡灰蓝色或紫灰色，是一种刚脱核的红细胞，体积较正常红细胞稍大，又称多染色性红细胞（箭头）。

(Peripheral blood，Wright–Giemsa stain，1000X)

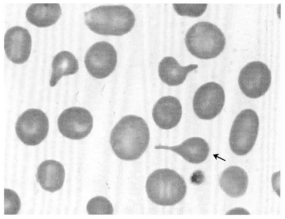

11．泪滴形红细胞
Teardrop cell, dacryocyte

细胞呈泪滴状或手镜状。见于骨髓纤维化，也可见于珠蛋白生成障碍性贫血、溶血性贫血等（箭头）。

(Peripheral blood，Wright–Giemsa stain，1000X)

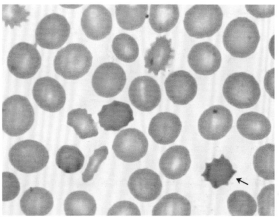

12．棘形红细胞
Spur cell, acanthocyte

红细胞表面有针状或指状突起，其间距不等，突起的长度和宽度不一，突起的尾端略圆。见于棘形细胞增多症（先天性无β脂蛋白血症），也可见于脾切除术后、酒精中毒性肝病、尿毒症等（箭头）。

(Peripheral blood，Wright–Giemsa stain，1000X)

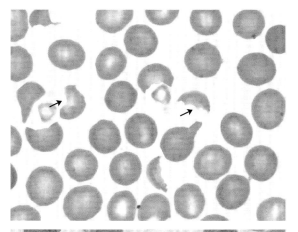

13. 裂细胞

Schistocyte

又称红细胞形态不整、红细胞异形症，指各种原因所致红细胞发生明显的形态学异常改变。红细胞可呈梨形、泪滴形、新月形、长圆形、哑铃形、逗点形、三角形、盔形（箭头）、球形、靶形等。常见于DIC。

(Peripheral blood，Wright−Giemsa stain，1000X)

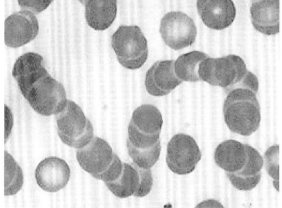

14. 缗钱状排列红细胞

Rouleaux formation

红细胞呈串状叠连似缗钱状。常见于多发性骨髓瘤、原发性巨球蛋白血症等。

(Peripheral blood，Wright−Giemsa stain，1000X)

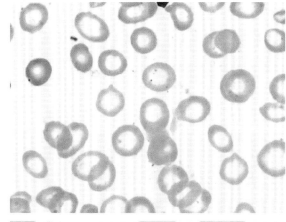

15. 低色素性红细胞

Hypochromic erythrocyte

红细胞染色过浅，中央苍白区扩大，提示血红蛋白含量明显减少。常见于缺铁性贫血、珠蛋白生成障碍性贫血、铁粒幼细胞性贫血以及某些血红蛋白病。

(Peripheral blood，Wright−Giemsa stain，1000X)

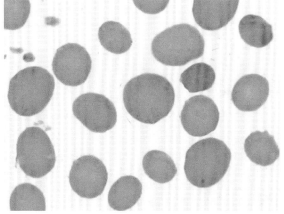

16. 高色素性红细胞

Hyperchromic erythrocyte

红细胞着色深，中央淡染区消失，其平均血红蛋白含量增高。常见于巨幼细胞性贫血，球形细胞也呈高色素性。

(Peripheral blood，Wright−Giemsa stain，1000X)

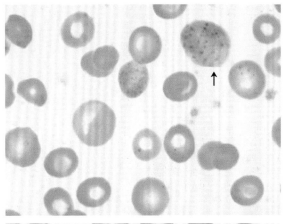

17.嗜碱性点彩红细胞

Erythrocyte basophilhc shppling

红细胞内含有嗜碱性点状物质，是核糖体凝集而成的。有时与嗜多色性红细胞并存，也可发现于有核红细胞胞质内（箭头）。大量增多并呈粗颗粒状点彩多见于铅中毒。

(Peripheral blood，Wright—Giemsa stain，1000X)

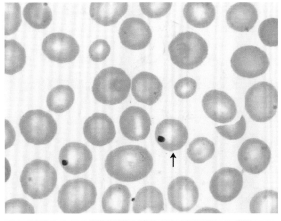

18.染色质小体

Howell-Jolly body

红细胞内含有圆形紫红色小体，直径0.5～1μm，1个或数个，是核的残余物质，亦可见于晚幼红细胞中，此小体多见于溶血性贫血、巨幼细胞性贫血、红白血病及其他增生性贫血（箭头）。

(Peripheral blood，Wright—Giemsa stain，1000X)

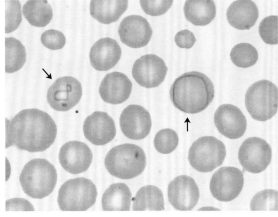

19.卡波环

Cabot ring

成熟红细胞内出现一条很细的淡紫红色细线圈状结构，呈环形或"8"字形，曾被认为是核膜的残余物。目前认为可能是纺锤体的残余物或是细胞质中脂蛋白变性所致。常见于严重贫血、溶血性贫血、巨幼细胞性贫血、铅中毒及白血病等（箭头）。

(Peripheral blood，Wright—Giemsa stain，1000X)

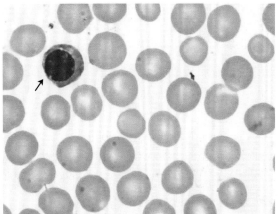

20.有核红细胞

Nucleated erythrocyte

正常成人有核红细胞均存在于骨髓中，外周血涂片中除新生儿可见到有核红细胞以外，成人如出现均属病理现象。主要见于各种溶血性贫血、红白血病、髓外造血、骨髓转移癌、严重缺氧等（箭头）。

(Peripheral blood，Wright—Giemsa stain，1000X)

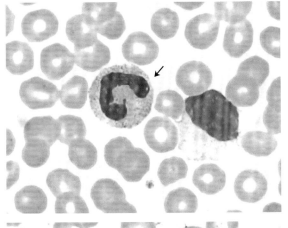

21. 中性杆状核粒细胞

Neutrophilic stab granulocyte

胞体直径10~15μm，圆形。胞核凹陷、弯曲、狭长呈带状，两端钝圆，呈S形、U形。胞质充满中性颗粒（箭头）。

(Peripheral blood, Wright—Giemsa stain, 1000X)

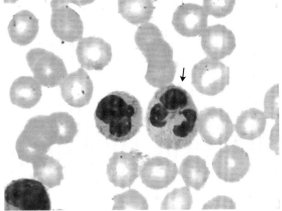

22. 中性分叶核粒细胞

Neutrophilic segmented granulocyte

胞体直径为10~15μm，圆形；细胞核分为2~5叶，以3叶为多，核染色质呈淡橘红色。胞质均匀布满细小、淡紫色颗粒（箭头）。

(Peripheral blood, Wright—Giemsa stain, 1000X)

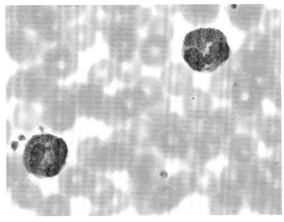

23. 嗜酸性粒细胞

Eosinophil

胞体直径11~16μm，胞核多分为2叶，深紫色。胞质充满粗大、整齐、均匀、紧密排列的橘红色嗜酸性颗粒，折光性强。

(Peripheral blood, Wright—Giemsa stain, 1000X)

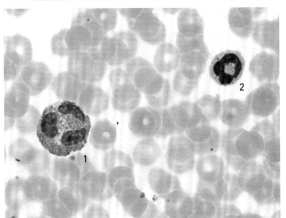

24. 嗜酸性粒细胞和中性分叶核粒细胞

Eosinophil and Neutrophilic Neutrophilic segmented granulocyte

嗜酸性粒细胞（Eosinophil）（1）。

中性分叶核粒细胞（Neutrophilic segmented granulocyte）（2）。

(Peripheral blood, Wright—Giemsa stain, 1000X)

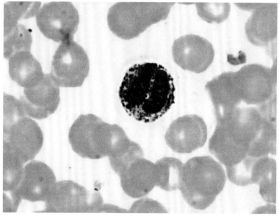

25. 嗜碱性粒细胞
Basophil

胞体呈圆形，直径10～12μm。胞核可分为3～4叶或分叶不明显（常融合呈堆集状）。胞质内及核上有少许粗大但大小不均、排列不规则的黑蓝色嗜碱性颗粒，颗粒常覆盖于核面上。

(Peripheral blood，Wright—Giemsa stain，1000X)

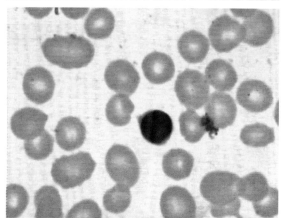

26. 大淋巴细胞
Large lymphocyte

胞体直径13～18μm，圆形或椭圆形。胞核椭圆形，常偏于一侧；核染色质紧密而均匀，染成深紫红色；核仁消失，有时隐约可见假核仁。胞质较多，呈清澈的淡蓝色，常有少许嗜天青颗粒。

(Peripheral blood，Wright—Giemsa stain，1000X)

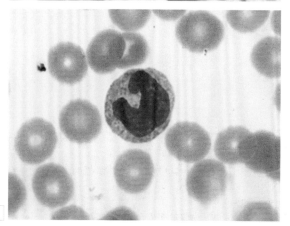

27. 小淋巴细胞
Small lymphocyte

胞体直径6～10μm，圆形、类圆形或蝌蚪形等。胞核呈圆形或椭圆形；核仁消失，有时隐约可见假核仁。胞质极少，呈淡蓝色，常无颗粒。

(Peripheral blood，Wright—Giemsa stain，1000X)

28. 单核细胞
Monocyte

胞体直径12～20μm，圆形或不规则形，常可见伪足。胞核不规则，常呈肾形、大肠状、马蹄形、S形、分叶形、笔架形等。胞质量多，呈灰蓝色或灰红色、半透明如毛玻璃样；胞质内可见细小、分布均匀的灰尘样紫红色颗粒。

(Peripheral blood，Wright—Giemsa stain，1000X)

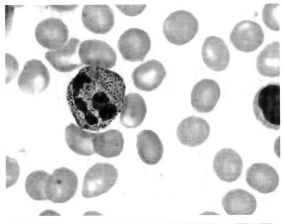

29. 中毒颗粒

Toxic granulation in neutrophil

中性粒细胞胞质中出现粗大、大小不等、分布不均、染色呈深紫红色或紫黑色，称之为中毒颗粒。

(Peripheral blood，Wright-Giemsa stain，1000X)

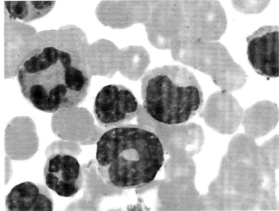

30. 中性粒细胞大小不均

Anisocytosis of neutrophil

表现为细胞胞体增大，细胞大小悬殊。见于病程较长的化脓性炎症或慢性感染。

(Peripheral blood，Wright-Giemsa stain，1000X)

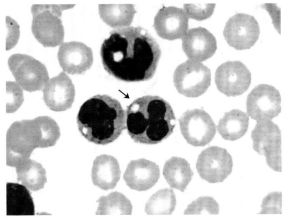

31. 中性粒细胞核空泡形成

Neutrophil vacuolization

中性粒细胞胞质或胞核中可见单个或多个大小不等的空泡，可能是细胞质发生脂肪变性所致（箭头）。

(Peripheral blood，Wright-Giemsa stain，1000X)

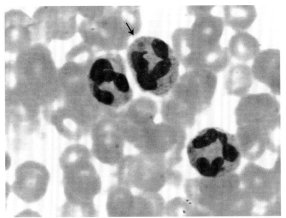

32. 杜勒小体

Döhle body

是中性粒细胞因中毒性变化而在胞质中保留的局部嗜碱性区域。圆形或梨形，呈天蓝色或蓝黑色云雾状，直径1～2μm。杜勒小体也可在单核细胞胞质中出现（箭头）。

(Peripheral blood，Wright-Giemsa stain，1000X)

9

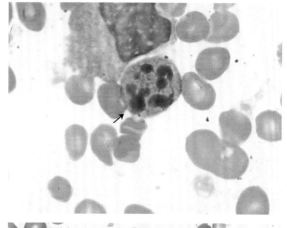

33. 核变性
Degeneration of nucleus

是中性粒细胞核出现固缩、溶解及碎裂的现象（箭头）。

(Peripheral blood, Wright–Giemsa stain, 1000X)

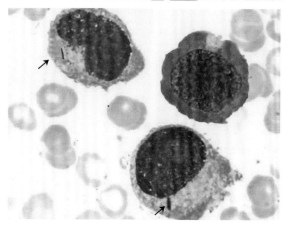

34. 巨多分叶核中性粒细胞
Giant hypersegmented neutrophil, Hypersegmentation

细胞胞体较大，直径16～25μm，核分叶过多，常超过5叶以上，甚至在10叶以上，核染色质疏松（箭头）。多见于巨幼细胞贫血或应用抗代谢药物治疗后。

(Peripheral blood, Wright–Giemsa stain, 1000X)

35. 棒状小体
Auer body

为白细胞胞质中出现的红色细杆状物质，1个或数个，长1～6μm，故称为棒状小体（箭头）。此小体出现就可拟诊为急性白血病。

(Bone marrow, Wright–Giemsa stain, 1000X)

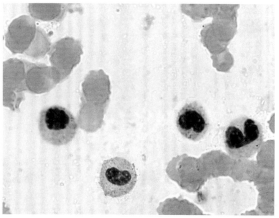

36. Pelger–Huët 畸形
Pelger-Huët anomaly

也称家族性粒细胞异常，表现为成熟中性粒细胞核先天性分叶异常，核畸形，如肾形、哑铃形、夹鼻眼镜形、花生形等，常为染色体显性遗传性疾病，也可发生于某些感染、白血病和骨髓增生异常综合征等。

(Bone marrow, Wright–Giemsa stain, 1000X)

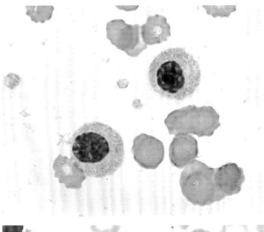

37. Pelger—Huët 畸形
Pelger-Huët anomaly
纯合子型 Pelger—Huët 畸形的中性粒细胞，胞质已成熟而核仍呈圆形。
(Bone marrow，Wright—Giemsa stain，1000X)

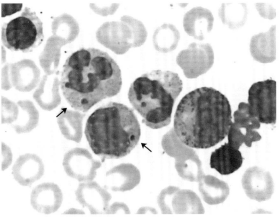

38. Chédiak—Higashi 畸形
Chédiak-Higashi anomaly
是常染色体隐性遗传性疾病，是一种出现在各阶段粒细胞胞浆中直径2～5μm的淡紫红色或蓝紫色包涵体（箭头）。
(Bone marrow，Wright—Giemsa stain，1000X)

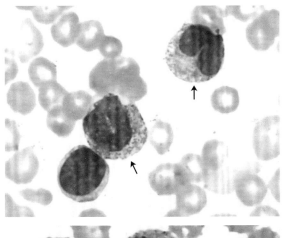

39. Alder—Reilly 畸形
Alder-Reilly anomaly
中性粒细胞胞浆中含有粗大的染成的（嗜天青）颗粒，有的压在核上，易与中毒性颗粒混淆，通常颗粒不多，但仔细观察较易发现（箭头）。
(Peripheral blood，Wright—Giemsa stain，1000X)

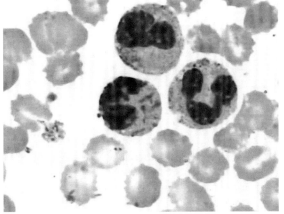

40. May—Hegglin 畸形
May-Hegglin anomaly
其特点是在粒细胞及单核细胞胞浆中，出现淡蓝色的类似杜勒体的包涵体。
(Peripheral blood，Wright—Giemsa stain，1000X)

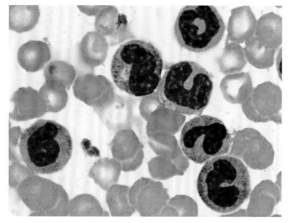

41. 核左移

Shift to the left

外周血中出现不分叶核粒细胞（包括杆状核粒细胞，晚幼粒、中幼粒或早幼粒细胞等）的百分率增高时，称为核左移。

(Peripheral blood，Wright—Giemsa stain，1000X)

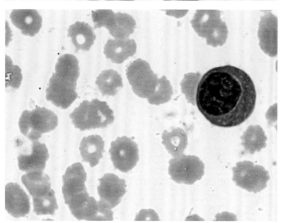

42. 核右移

Shift to the right

外周血中若中性粒细胞核出现5叶或更多分叶核以上的中性粒细胞百分率增多（超过3%），称为核右移。

(Peripheral blood，Wright—Giemsa stain，1000X)

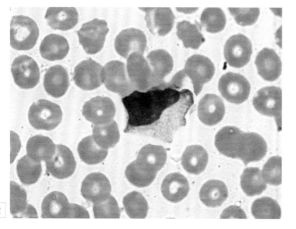

43. 异型淋巴细胞

Atypical lymphocyte

I型（泡沫型）胞体较淋巴细胞稍大，呈圆形或椭圆形，部分为不规则形。核偏位，呈圆形、肾形或不规则形。核染色质呈粗网状或小块状，无核仁。胞质丰富，呈深蓝色，含有大小不等的空泡，无颗粒或有少数颗粒。

(Peripheral blood，Wright—Giemsa stain，1000X)

44. 异型淋巴细胞

Atypical lymphocyte

II型（不规则型）胞体较I型大，细胞外形常不规则，似单核细胞，故也称为单核细胞型。胞质丰富，呈淡蓝色或淡蓝灰色，可有少量嗜天青颗粒，一般无空泡。核型与I型相似，但核染色质较I型细致，亦呈网状，核仁不明显。

(Peripheral blood，Wright—Giemsa stain，1000X)

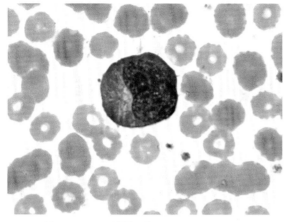

45. 异型淋巴细胞
Atypical lymphocyte

III 型（幼稚型）胞体大，直径15～18μm。呈圆形或椭圆形，胞质量多，蓝色或深蓝色，一般无颗粒，有时有少许小空泡。核圆形或椭圆形，核染质呈纤细网状，可见1～2个核仁。

(Peripheral blood，Wright—Giemsa stain，1000X)

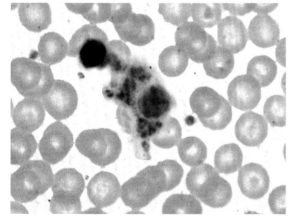

46. 血小板
Platelet

胞体直径2～4μm，呈星形、圆形、椭圆形、逗点状或不规则形，无胞核，胞质淡蓝色或淡红色，中心部位有细小、分布均匀的紫红色颗粒。由于血小板具有聚集性，故骨髓涂片上的血小板成堆存在。

(Bone marrow，Wright—Giemsa stain，1000X)

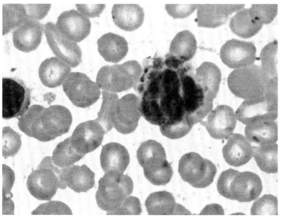

47. 血小板大小不均
Platelet anisocytosis

血小板大小明显不均，巨大的血小板直径可以大至20～50μm以上，主要见于原发性血小板减少性紫癜、粒细胞白血病及某些反应性骨髓增生旺盛的疾病。

(Peripheral blood，Wright—Giemsa stain，1000X)

48. 大血小板
Giant platelet

(Peripheral blood，Wright—Giemsa stain，1000X)

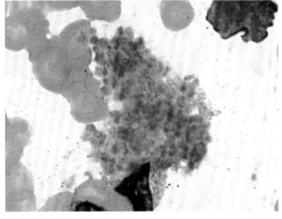

49.血小板聚集成团
Platelet aggregation

功能正常的血小板在涂片时常可聚集成团成簇。

(Peripheral blood, Wright—Giemsa stain, 1000X)

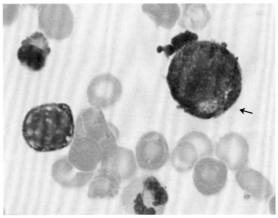

50.血小板减少
Thrombocytopenia

常见于再生障碍性贫血和原发性血小板减少性紫癜。

(Peripheral blood, Wright—Giemsa stain, 1000X)

51.原红细胞
Proerythroblast or pronormoblast

胞体直径15~22μm，圆形或椭圆形，边缘常有半球状或瘤状突起。胞核圆形、居中或稍偏于一侧，核染色质呈紫红色颗粒状，核仁1~5个。胞质少，深蓝色且不透明，有油画蓝感（箭头）。

(Bone marrow, Wright—Giemsa stain, 1000X)

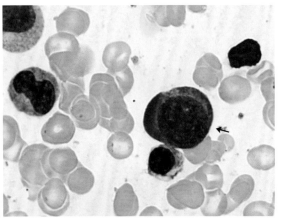

52.早幼红细胞
Basophilic erythroblast, basophilic normoblast or early normoblast

胞体直径11~20μm，圆形或椭圆形。胞核圆形占细胞的2/3以上，居中或稍偏位，核染色质浓集呈粗颗粒状甚至小块状，核仁模糊或消失。胞质略增多。可见瘤状突起及核周淡染区，不含颗粒（箭头）。

(Bone marrow, Wright—Giemsa stain, 1000X)

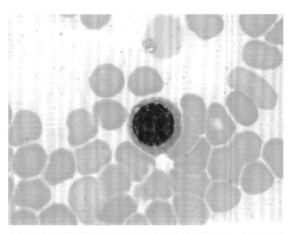

53. 中幼红细胞

Polychromatic erythroblast, polychromatic normoblast or intermediate normoblast

胞体直径8～18μm，圆形。胞核圆形，居中；核仁完全消失。胞质量较多、无颗粒，由于血红蛋白逐渐增多而嗜碱性物质逐渐减少，胞质呈不同程度的嗜多色性(蓝灰色、灰红色)。

(Bone marrow, Wright—Giemsa stain, 1000X)

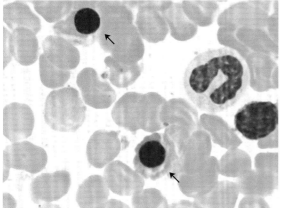

54. 晚幼红细胞

Orthochromatic erythroblast, orthochromatic normoblast or late normobast

胞体直径7～12μm，圆形。胞核圆形，居中或偏位，占细胞1/2以下；胞质量多，淡红色或灰红色，无颗粒（箭头）。

(Bone marrow, Wright—Giemsa stain, 1000X)

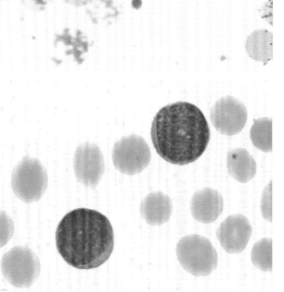

55. 网织红细胞

Reticulocyte

是晚幼红细胞脱核后的细胞。由于胞质内还残存核糖体等嗜碱性物质，故煌焦油蓝或新亚甲蓝染色，呈现浅蓝或深蓝色的网织状细胞而得名。

(Peripheral blood, Brilliant cresyl blue stain, 1000X)

56. 原粒细胞

Myeloblast

胞体直径11～18μm，圆形或类圆形。胞核较大，占细胞的2/3以上，圆形或椭圆形，核仁2～5个，胞质较少；无颗粒或有少许颗粒。

(Bone marrow, Wright—Giemsa stain, 1000X)

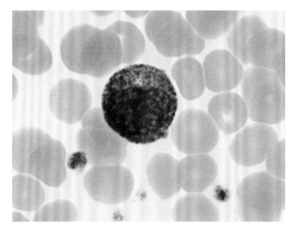

57. 早幼粒细胞
Promyelocyte

胞体直径12～22μm。胞核大，圆形或椭圆形。核仁可见或消失。胞质内含数量不等、大小不一、形态不一、紫红色的非特异性颗粒（又称为嗜天青颗粒、嗜苯胺蓝颗粒或 A 颗粒）。

(Bone marrow，Wright—Giemsa stain，1000X)

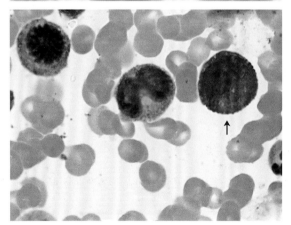

58. 中性中幼粒细胞
Neutrophilic myelocyte

胞体直径10～18μm，圆形。胞核内缘开始变扁平或稍呈凹陷，占细胞的1/2或2/3。核仁消失。胞质多，内含中等量、细小、分布均匀、淡紫红色的特异性中性颗粒。

(Bone marrow，Wright—Giemsa stain，1000X)

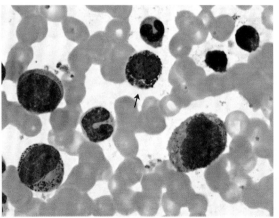

59. 嗜酸性中幼粒细胞
Eosinophilic myelocyte

胞体直径15～20μm，圆形。胞核与中性中幼粒细胞相似。胞质内常布满粗大、大小一致、圆形、排列紧密、橘红色、有立体感及折光性的嗜酸性颗粒（箭头）。

(Bone marrow，Wright—Giemsa stain，1000X)

60. 嗜碱性中幼粒细胞
Basophilic myelocyte

胞体直径10～15μm，较中性中幼粒细胞略小，圆形。胞核与中性中幼粒细胞相似，胞质内及核上含有数量不多、粗大、大小不等、形态不一、排列凌乱、深紫黑色或深紫红色的嗜碱性颗粒（箭头）。

(Bone marrow，Wright—Giemsa stain，1000X)

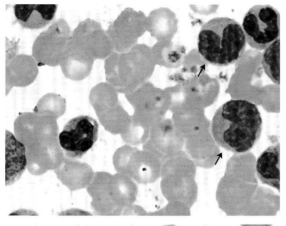

61. 中性晚幼粒细胞

Neutrophilic metamyelocyte

胞体直径10~16μm，圆形。胞核明显凹陷，呈肾形、马蹄形，但其凹陷程度不超过假设核直径的一半。核仁消失。胞质量多，浅红色，充满中性颗粒（箭头）。

(Bone marrow, Wright—Giemsa stain, 1000X)

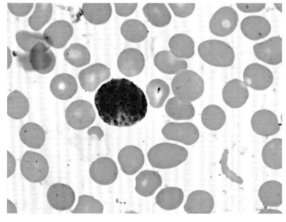

62. 嗜酸性晚幼粒细胞

Eosinophilic metamyelocyte

胞体直径10~16μm，圆形。胞质中充满嗜酸性颗粒，有时可见深褐色颗粒。其他方面基本同中性晚幼粒细胞。

(Bone marrow, Wright—Giemsa stain, 1000X)

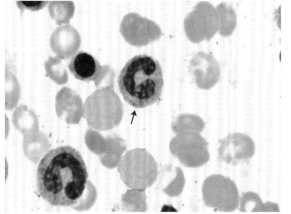

63. 嗜碱性晚幼粒细胞

Basophilic metamyelocyte

胞体直径10~14μm，圆形。胞核呈肾形，轮廓不清楚。胞质内及核上有少量嗜碱性颗粒，胞质呈红色。

(Bone marrow, Wright—Giemsa stain, 1000X)

64. 中性杆状核粒细胞

Neutrophilic stab granulocyte

胞体直径10~15μm，圆形。胞核凹陷程度与假设核直径之比大于1/2或大于3/4，核狭长呈S形、U形或C形。胞质充满中性颗粒（箭头）。

(Bone marrow, Wright—Giemsa stain, 1000X)

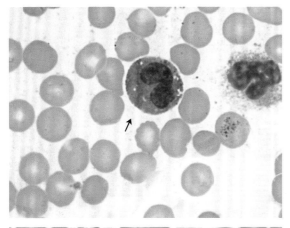

65.嗜酸性杆状核粒细胞
Eosinophilic stab granulocyte

胞体直径11～16μm，圆形，胞核与中性杆状核粒细胞相似，胞质中充满嗜酸性颗粒（箭头）。

(Peripheral blood，Wright—Giemsa stain，1000X)

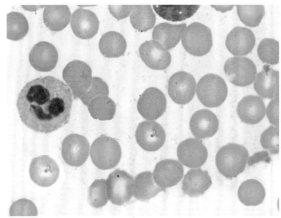

66.嗜碱性杆状核粒细胞
Basophilic stab granulocyte

胞体直径10～12μm，胞核呈模糊杆状，胞质内及核上有少许嗜碱性颗粒。

(Peripheral blood，Wright—Giemsa stain，1000X)

67.中性分叶核粒细胞
Neutrophili

胞体直径10～15μm，圆形。胞核分叶状，常分2～5叶，叶与叶之间有细丝相连或完全断开。胞质丰富，呈淡红色，充满中性颗粒。[分叶核粒细胞和杆状核粒细胞的另一种划分标准是核桥(即核最窄处)小于最宽处的1/3]

(Peripheral blood，Wright—Giemsa stain，1000X)

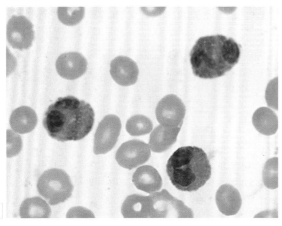

68.嗜酸性分叶核粒细胞
Eosinophilic segmented granulocyte

胞体直径11～16μm，胞核多分为2叶，胞质充满嗜酸性颗粒。

(Peripheral blood，Wright—Giemsa stain，1000X)

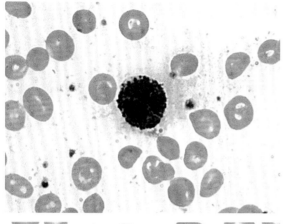

69. 嗜碱性分叶核粒细胞
Basophilic segmented granulocyte

胞体直径10~12μm。胞核可分为3~4叶或分叶不明显（常融合呈堆集状）。胞质内及核上有少许嗜碱性颗粒。

(Peripheral blood, Wright—Giemsa stain, 1000X)

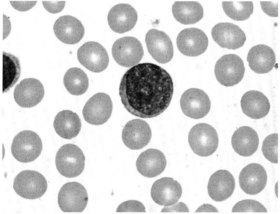

70. 原淋巴细胞
Lymphoblast

胞体直径10~18μm，圆形或类圆形。核大，胞核圆形或类圆形，核仁1~2个、清楚，呈淡蓝色。核染色质细致，呈颗粒状，但较原粒稍粗，着色较深。胞质很少，淡蓝色、透明，无颗粒。

(Bone marrow, Wright—Giemsa stain, 1000X)

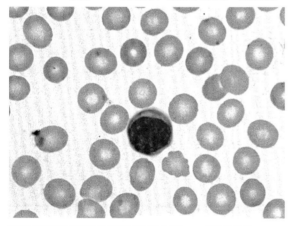

71. 幼淋巴细胞
Prolymphocyte

胞体直径10~16μm，圆形或类圆形。胞核圆形或类圆形，有时可有浅的切迹。染色质较致密粗糙，核仁模糊或消失。胞质量少，淡蓝色、透明，偶有少许深染的紫红色嗜天青颗粒。

(Bone marrow, Wright—Giemsa stain, 1000X)

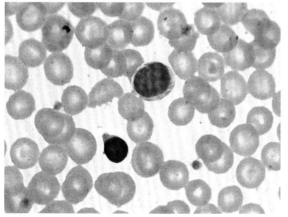

72. 淋巴细胞
Lymphocyte

胞体直径6~10μm，圆形、类圆形或蝌蚪形等。胞核类圆形或有小切迹，核仁消失，有时隐约可见假核仁。胞质极少，呈淡蓝色，常无颗粒，有时可见胞质突起。

(Peripheral blood, Wright—Giemsa stain, 1000X)

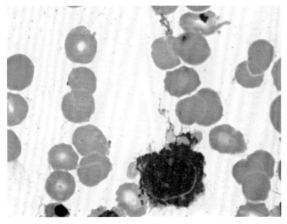

73. 原浆细胞
Plasmablast

胞体直径15～20μm，圆形或椭圆形。胞核圆形，占胞体的2/3以上，偏位或居中；核染色质呈粗颗粒网状，染呈紫红色；核仁2～5个。胞质量多，呈灰蓝色、不透明，有核旁淡染色区，无颗粒，可有空泡。

(Bone marrow，Wright-Giemsa stain，1000X)

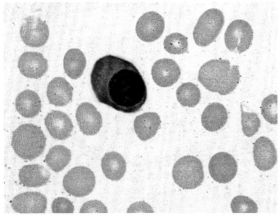

74. 幼浆细胞
Proplasmacyte

胞体直径12～16μm，常呈椭圆形。胞核圆形，占细胞的1/2，常偏位；核仁模糊或无。胞质丰富，常有空泡及核旁半月形淡染色区，偶有少许嗜天青颗粒。

(Bone marrow，Wright-Giemsa stain，1000X)

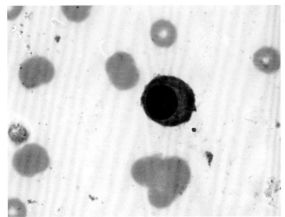

75. 浆细胞
Plasmacyte

胞体大小不一，直径8～20μm(小者与淋巴细胞相仿)，常呈圆形或卵圆形。胞核圆形、较小，占胞体1/3以下，有时可见双核，但无核仁。胞质丰富，深蓝色，不透明，有泡沫感，核旁常有明显的半月形淡染区，偶见少许嗜天青颗粒。

(Bone marrow，Wright-Giemsa stain，1000X)

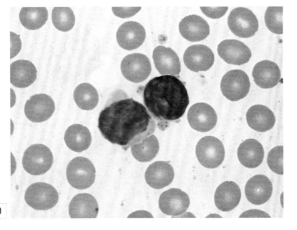

76. 原单核细胞
Monoblast

胞体直径15～25μm，圆形或椭圆形及不规则形，有扭曲、折叠，有时可有伪足。胞核圆形、稍凹陷或不规则，可有折叠、扭曲；核染色质纤细、疏松呈细丝网状，为淡紫红色；核仁1～3个、大而清楚。胞质丰富呈灰蓝色或淡蓝色，不透明、毛玻璃样，可有空泡，颗粒无或有少许。

(Bone marrow，Wright-Giemsa stain，1000X)

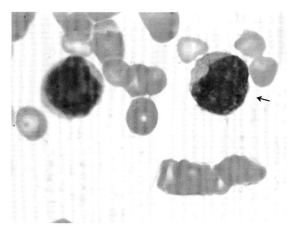

77. 幼单核细胞

Promonocyte

胞体直径15～25μm，圆形或不规则形，有时可有伪足。胞核常不规则，呈扭曲、折叠状，或有凹陷或切迹；核染色质开始聚集呈丝网状；核仁有或消失。胞质增多，呈灰蓝色、不透明，可见空泡和细小紫红色的嗜天青颗粒（箭头）。

(Bone marrow，Wright—Giemsa stain，1000X)

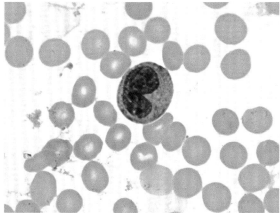

78. 单核细胞

Monocyte

胞体直径12～20μm，圆形或不规则形，常可见伪足。胞核不规则，常呈肾形、大肠状、马蹄形、S形、分叶形、笔架形等，并有明显扭曲折叠；染色质疏松细致，呈淡紫红色丝网状。胞质多，呈灰蓝色或灰红色、半透明如毛玻璃样；胞质内可见细小、分布均匀的灰尘样紫红色颗粒，常有空泡。

(Peripheral blood，Wright—Giemsa stain，1000X)

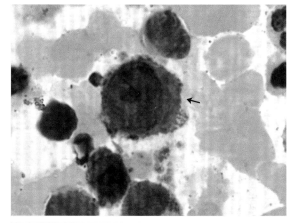

79. 原巨核细胞

Megakaryoblast

胞体直径15～30μm，圆形或椭圆形。胞核较大、圆形或椭圆形，常凹陷、折叠，胞核常1～2个；核染色质粗，核仁2～3个。胞质较少、深蓝色，周边深浓，无颗粒，边缘常有不规则突起（箭头）。

(Bone marrow，Wright—Giemsa stain，1000X)

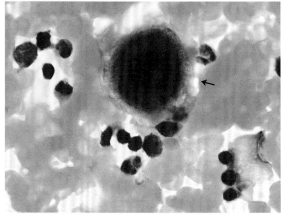

80. 幼巨核细胞

Promegakaryocyte

胞体直径30～50μm，常不规则。胞核不规则形，有重叠或扭曲，呈肾形或分叶状，有时呈双核甚至多核；核仁常无。胞质较丰富，深蓝色或淡蓝色，近核处出现少许细小的淡紫红色颗粒而使胞质呈淡红色，常有伪足状突起，有时细胞周边有少许血小板附着（箭头）。

(Bone marrow，Wright—Giemsa stain，1000X)

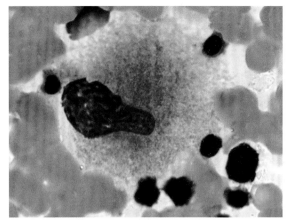

81. 颗粒型巨核细胞
Granular megakaryocyte

胞体直径50～70μm，有时可达100μm以上，常不规则，胞膜完整。胞核巨大、不规则，核分叶后常重叠，核染色质呈块状或条状。胞质极丰富，充满大量较细小的紫红色颗粒；早期细胞的边缘呈狭窄的嗜碱性透明区，形成外浆，而内浆充满颗粒。

(Bone marrow，Wright—Giemsa stain，1000X)

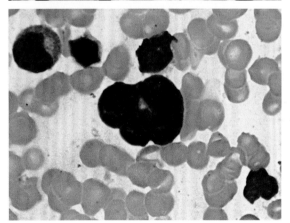

82. 产血小板型巨核细胞
Platelet-producing megakaryocyte or thromocytogenic megakaryocyte

胞体直径50～70μm，有时可达100μm。胞核巨大、不规则，核分叶后常重叠，核染色质呈条状或块状。胞质极丰富、淡蓝色，颗粒可聚集成簇，胞膜不清晰，多呈伪足状，其内侧及外侧常有聚集的血小板。

(Bone marrow，Wright—Giemsa stain，1000X)

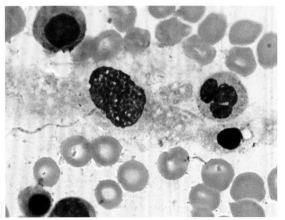

83. 巨核细胞裸核
Naked megakaryocyte

胞核同产血小板型巨核细胞，胞质无或有少许胞质。

裸核型巨核细胞是产血小板型巨核细胞的胞质裂解或血小板完全脱落后，仅剩胞细胞核所致。有时是由于涂片制作时，将胞质推散所致。计算全片裸核细胞数，可估价产血小板型巨核细胞的多少。

(Bone marrow，Wright—Giemsa stain，1000X)

84. 网状细胞
Reticulum cell

胞体大小不一，直径20～50μm，通常以胞体较大且形态不规则者多见；胞核多为圆形或椭圆形，染色质呈粗网状结构，核仁1～2个，大而易见，染为蓝色；胞质量丰富，边缘不规则，呈淡蓝、粉或嗜多色，可见较粗大的嗜天青颗粒。

(Bone marrow，Wright—Giemsa stain，1000X)

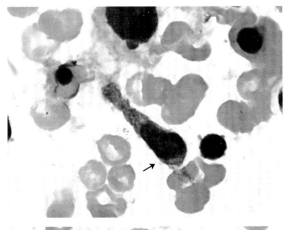

85. 内皮细胞

Endothelial cell

胞体直径25～30μm，极不规则，多呈长尾形、梭形。胞核圆形、椭圆形或不规则形，核染色质呈网状，多无核仁。胞质较少，分布于细胞的一端或两端，呈淡蓝色或淡红色，可有细小的紫红色颗粒（箭头）。

(Bone marrow，Wright—Giemsa stain，1000X)

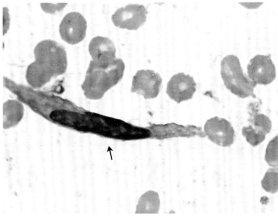

86. 纤维细胞

Fibrocyte

为骨髓中最大的多核细胞之一。此种细胞非常黏稠，推片时常常被拉成一长条状。其胞体大，常不规则，多为长尾形，长轴直径可达200μm以上。图中所指为成熟的单个纤维细胞（箭头）。

(Bone marrow，Wright—Giemsa stain，1000X)

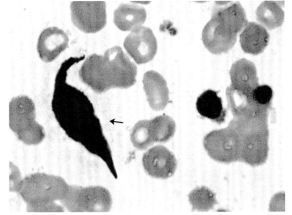

87. 组织嗜碱细胞

Tissue basophilic cell

又称为肥大细胞(mast cell)。胞体直径12～20μm，常为蝌蚪形、梭形、圆形、椭圆形、多角形等。胞核较小、圆形，常被颗粒遮盖，核染色质模糊。胞质较丰富，充满粗大、排列紧密、大小一致的深紫蓝色的嗜碱性颗粒，胞质的边缘常见突出的颗粒，染色时有时颗粒可被溶解而出现空泡（箭头）。

(Bone marrow，Wright—Giemsa stain，1000X)

88. 成骨细胞

Osteoblast

胞体较大，直径20～40μm，常为长椭圆形或不规则形，常多个成簇分布，有时单个存在，胞体边缘清楚或呈模糊的云雾状。胞核椭圆形或圆形，常偏于细胞一侧，呈粗网状，有1～3个较清晰的蓝色核仁。胞质丰富，深蓝色或淡蓝色，常有空泡，离核较远处常有椭圆形淡染区，偶见少许嗜天青颗粒。

(Bone marrow，Wright—Giemsa stain，1000X)

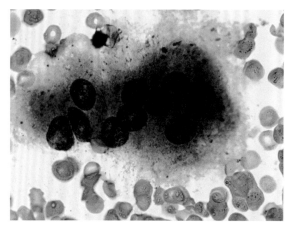

89. 破骨细胞
Osteoclast

为骨髓中最大的多核细胞之一。其胞体巨大，直径60～100μm，形态不规则，边缘清楚或不整如撕纸状。胞核数常较多，1～100个，圆形或椭圆形，彼此孤立，无核丝相连；核染色质呈粗网状，有1～2个较清晰的蓝色核仁。胞质极丰富，呈淡蓝色、淡红色或红蓝相间；胞质中有大量较细小淡紫红色颗粒或同时伴有粗大紫红色颗粒。

(Bone marrow，Wright—Giemsa stain，1000X)

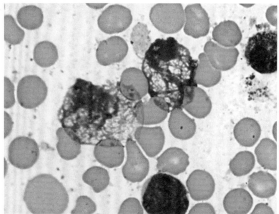

90. 涂抹细胞
Smear cell

其大小不一，通常只有一个退化的核而无胞质，胞核肿胀，核结构常模糊不清，染成均匀淡紫红色，有时可见核仁。由于推片时核易被拉成扫帚状，形如竹篮，故又称为篮细胞（basket cell）。

(Bone marrow，Wright—Giemsa stain，1000X)

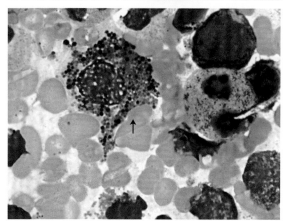

91. Ferrate 细胞
Ferrate cell

为晚期早幼粒或早期中幼粒在推片时人为地被推散所致的退化细胞。其胞体大，胞膜破裂，边缘不整齐，细胞扁平而无立体感。胞核较大、卵圆形，核染色质粗网状，着色较淡，常可见核仁1～3个，有时核膜不完整。胞质淡蓝色，其间散布若干嗜天青颗粒，呈推散状分布。

图中所指为Ferrate细胞（箭头）。

(Bone marrow，Wright—Giemsa stain，1000X)

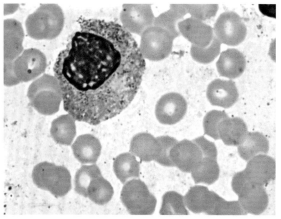

92. Ferrata 细胞
Ferrata cell

为早幼粒细胞退化所致的细胞。

(Bone marrow，Wright—Giemsa stain，1000X)

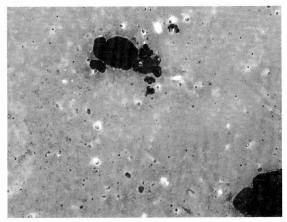

93. 肿瘤细胞
Tumor cell

神经母细胞瘤细胞（Neuroblastoma cell）：转移瘤细胞在骨髓中成团聚集。

(Bone marrow, Wright—Giemsa stain, 100X)

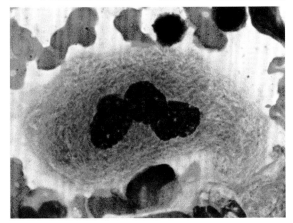

94. 肿瘤细胞
Tumor cell

神经母细胞瘤细胞（Neuroblastoma cell）：转移瘤细胞在骨髓中成团聚集，呈典型菊花状排列。

(Bone marrow, Wright—Giemsa stain, 1000X)

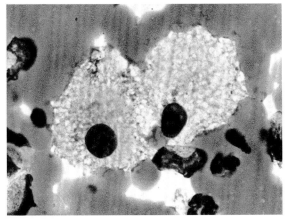

95. 戈谢细胞
Gaucher's cell

戈谢病的特有细胞，胞体直径20～80μm，胞浆呈绉绸状，浅灰蓝色，内含条纹似洋葱皮样分布的细丝。核偏位，1～2个。

(Bone marrow, Wright—Giemsa stain, 1000X)

96. 尼曼－匹克细胞
Niemann-Pick cell

尼曼－匹克病的特有细胞，呈圆形或椭圆形，直径20～80μm，核小，通常一个，也可多个，偏一侧。染色质粗糙，染色较深，偶可见核仁。胞浆量多，色蓝而微紫，边界逐渐模糊，含有很多淡紫蓝色波纹状纤维样物，排列如蜘蛛网状。

(Bone marrow, Wright—Giemsa stain, 1000X)

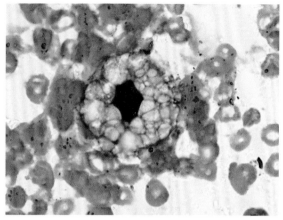

97.脂肪细胞

Fatty cell

是网状细胞或组织细胞摄取脂肪滴形成的。其胞体直径30～50μm，圆形或椭圆形，胞膜极易破裂，边缘不整齐。胞核较小，形状不规则，常被挤在一边，核染色质致密，无核仁。胞质充满大量大小不一的脂肪空泡。

(Bone marrow，Wright—Giemsa stain，1000X)

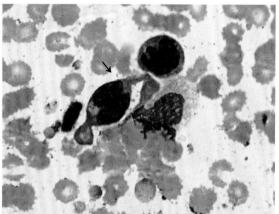

98.组织细胞

Histiocyte

胞体大小不一，为长椭圆形或不规则形，长轴直径可达20～50μm以上，边缘多不整齐，呈撕纸状。胞核圆形或椭圆形，核染色质为粗网状，常有1～2个较清晰的蓝色核仁。胞质较丰富，淡蓝色，有少许嗜天青颗粒，有时含有吞噬的色素颗粒、脂肪滴、血细胞、细菌等（箭头）。

(Bone marrow，Wright—Giemsa stain，1000X)

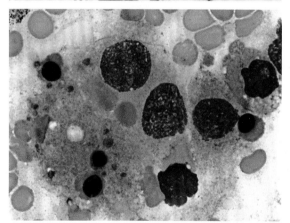

99.吞噬细胞

Phagocyte

吞噬细胞不是一种独立系统的细胞，而是胞体内包含有吞噬物质的一组细胞的总称。具有吞噬功能的细胞有单核细胞、组织细胞、粒细胞、血管内皮细胞、纤维细胞等。吞噬物有空泡、色素、颗粒、有核细胞、红细胞、血小板、碳核、细菌等。有时吞噬细胞成堆存在。

图中为双核吞噬细胞，胞质内包含了血小板、有核红细胞。

(Bone marrow，Wright—Giemsa stain，1000X)

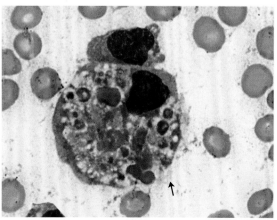

100.吞噬细胞

Phagocyte

吞噬细胞(Phagocyte)：吞噬血小板、有核红细胞（箭头）。

(Bone marrow，Wright—Giemsa stain，1000X)

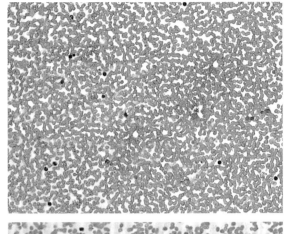

101.骨髓增生极度减低

Extreme hypoplasia of bone marrow

反映骨髓造血功能衰竭，见于再生障碍性贫血（急性型）、骨髓坏死等。

(Bone marrow，Wright—Giemsa stain，100X)

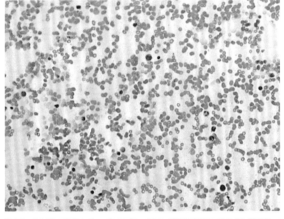

102.骨髓增生减低

Hypoplasia of bone marrow

反映骨髓造血功能减低，见于再生障碍性贫血（慢型）、粒细胞减少症或粒细胞缺乏症、骨髓纤维化等。也可见于老年人骨髓象。

(Bone marrow，Wright—Giemsa stain，100X)

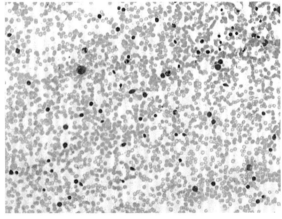

103.骨髓增生活跃

Active proliferation of bone marrow

反映骨髓造血功能基本正常，见于正常人骨髓象。有时可见于增生性贫血，也可见于部分慢性再生障碍性贫血，骨髓有局灶性代偿增生者。

(Bone marrow，Wright—Giemsa stain，100X)

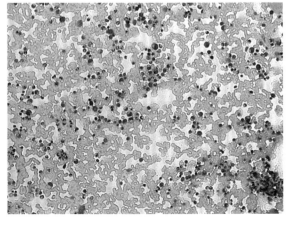

104.骨髓增生明显活跃

Obvious active proliferation of bone marrow

反映骨髓造血功能旺盛，见于各种增生性贫血、白血病、骨髓增殖性疾病、特发性血小板减少紫癜、脾功能亢进等。

(Bone marrow，Wright—Giemsa stain，100X)

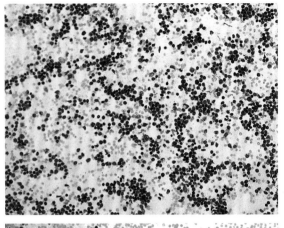

105.骨髓增生极度活跃
Extremely active proliferation of bone marrow
反映骨髓造血功能亢进，常见于白血病，尤其是慢性粒细胞白血病。
(Bone marrow，Wright—Giemsa stain，100X)

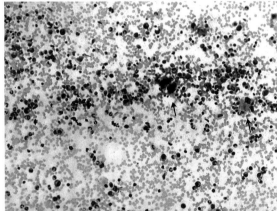

106.巨核细胞
Megakaryocyte
(Bone marrow，Wright—Giemsa stain，100X)

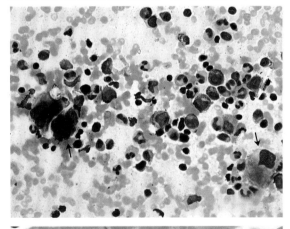

107.巨核细胞
Megakaryocyte
(Bone marrow，Wright—Giemsa stain，400X)

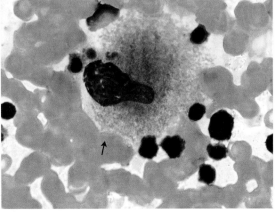

108.巨核细胞
Megakaryocyte
(Bone marrow，Wright—Giemsa stain，1000X)

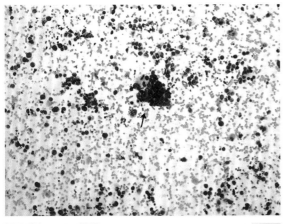

109. 骨髓转移癌细胞

Cancer metastasis to bone marrow

(Bone marrow, Wright—Giemsa stain, 100X)

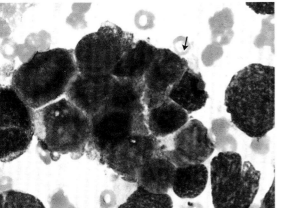

110. 骨髓转移癌细胞

Cancer metastasis to bone marrow

(Bone marrow, Wright—Giemsa stain, 1000X)

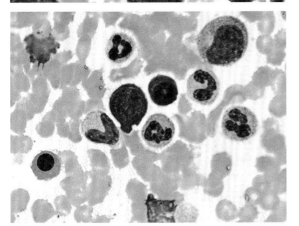

111. 粒红比值正常

Normal myeloid erythroid (M : E) ratio

M：E ＝2：1～4：1，见于：

（1）正常骨髓象。

（2）粒、红两系细胞平等增多或减少。

（3）粒、红两系细胞基本不变化的造血系统疾病。

(Bone marrow, Wright—Giemsa stain, 1000X)

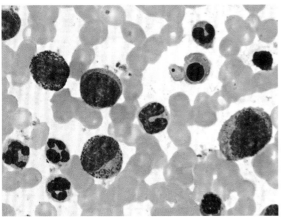

112. 粒红比值增高

Increased myeloid erythroid (M : E) ratio

指粒／红比例大于5：1(M：E＞5：1)，可由粒细胞系增多或由红细胞系减少所致。

(Bone marrow, Wright—Giemsa stain, 1000X)

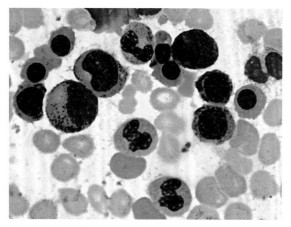

113. 粒红比值减低

Decreased myeloid erythroid (M : E) ratio

指粒／红比例小于 2：1（M : E ＜ 2：1），可由粒细胞系减少或红细胞系增多所致。

(Bone marrow，Wright—Giemsa stain，1000X)

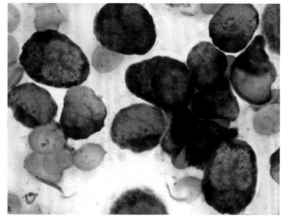

114. 过氧化物酶染色

Peroxidase(POX) stain

M2a 骨髓象原始粒细胞 POX 染色呈强阳性。

(Bone marrow，POX stain，1000X)

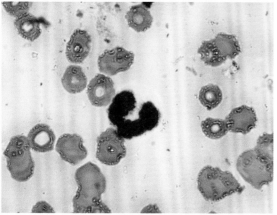

115. 苏丹黑 B 染色

Sudan black B (SBB) stain

苏丹黑反应的细胞类型、反应强度与 POX 基本一致。

(Bone marrow，SBB stain，1000X)

116. 中性粒细胞碱性磷酸酶染色

Neutrophil alkaline phosphatase (NAP) stain

NAP 染色呈阴性。

(Peripheral blood，NAP stain，1000X)

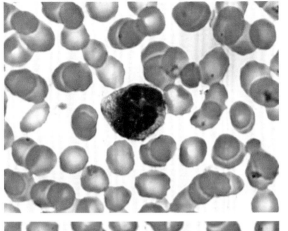

117. 中性粒细胞碱性磷酸酶染色
Neutrophil alkaline phosphatase (NAP) stain

NAP 染色为（+）。

(Peripheral blood，NAP stain，1000X)

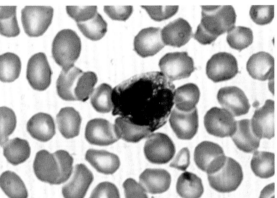

118. 中性粒细胞碱性磷酸酶染色
Neutrophil alkaline phosphatase (NAP) stain

NAP 染色为（++）。

(Peripheral blood，NAP stain，1000X)

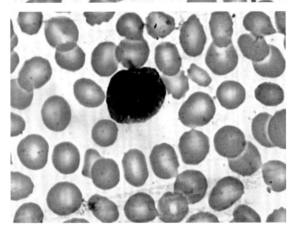

119. 中性粒细胞碱性磷酸酶染色
Neutrophil alkaline phosphatase (NAP) stain

NAP 染色为（+++）。

(Peripheral blood，NAP stain，1000X)

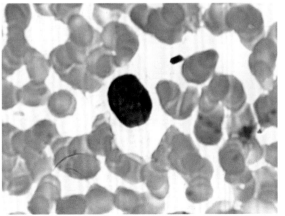

120. 中性粒细胞碱性磷酸酶染色
Neutrophil alkaline phosphatase (NAP) stain

NAP 染色为（++++）。

(Peripheral blood，NAP stain，1000X)

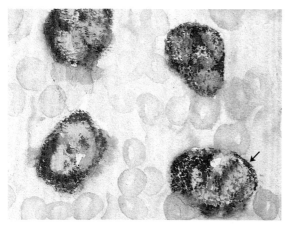

121.氯乙酸 AS-D 萘酚酯酶染色
Naphthol AS-D chloroacetate esterase (NAS-DCE) stain
粒细胞胞浆中有大量蓝色颗粒（未复染），NAS-DCE染色呈阳性（箭头）。
(Bone marrow，NAS-DCE stain，1000X)

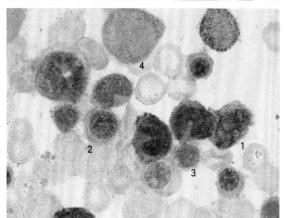

122. α - 醋酸萘酚酯酶染色
α-Naphthol acetate esterase (α-NAE) stain
单核细胞胞浆中有弥漫的灰黑色阳性反应产物，α-NAE染色呈阳性（箭头）。
(Bone marrow，α-NAE stain，1000X)

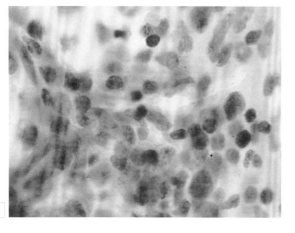

123.糖原染色
Periodic acid-Shiff 's (PAS) reaction
中性分叶核粒细胞呈阳性反应（1）；幼红细胞呈阴性反应（2）；淋巴细胞呈阴性反应（3）；单核细胞呈弱阳性反应（4）。
(Bone marrow，PAS stain，1000X)

124.铁染色
Iron stain
细胞外铁（extracellular iron）（—）。
(Bone marrow，Iron stain，1000X)

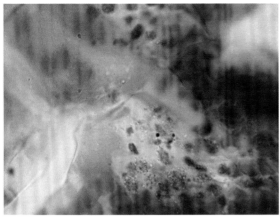

125.铁染色
Iron stain
细胞外铁（extracellular iron)（＋)。
(Bone marrow，Iron stain，1000X)

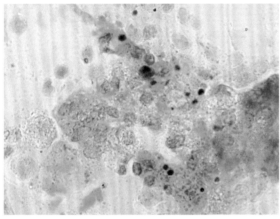

126.铁染色
Iron stain
细胞外铁（extracellular iron)（＋＋)。
(Bone marrow，Iron stain，1000X)

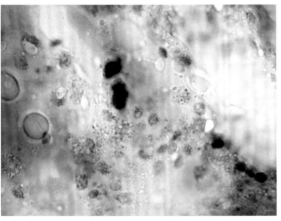

127.铁染色
Iron stain
细胞外铁（extracellular iron)（＋＋＋)。
(Bone marrow，Iron stain，1000X)

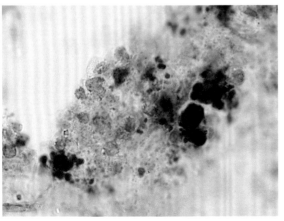

128.铁染色
Iron stain
细胞外铁（extracellular iron)（＋＋＋＋)。
(Bone marrow，Iron stain，1000X)

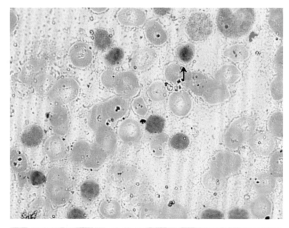

129. 铁染色
Iron stain
细胞内铁 (intracellular iron)
铁粒幼细胞 (sideroblast)（箭头）。
(Bone marrow, Iron stain, 1000X)

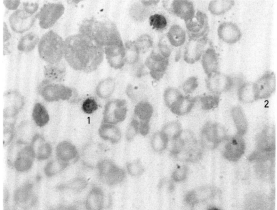

130. 铁染色
Iron stain
环形铁粒幼细胞 (ring sideroblast)（1）；铁粒红细胞 (siderocyte)（2）。
(Bone marrow, Iron stain, 1000X)

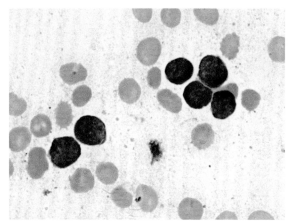

131. 急性淋巴细胞白血病 –L1 型
Acute lymphocytic leukemia, FAB L1
血涂片白细胞增多，可见原始淋巴细胞和幼淋巴细胞。
(Peripheral blood, Wright–Giemsa stain, 1000X)

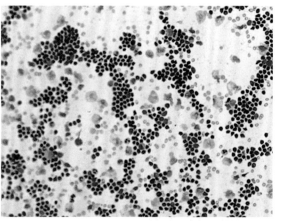

132. 急性淋巴细胞白血病 –L1 型
Acute lymphocytic leukemia, FAB L1
骨髓增生极度活跃 (extremely active proliferation of bone marrow)。
(Bone marrow, Wright–Giemsa stain, 100X)

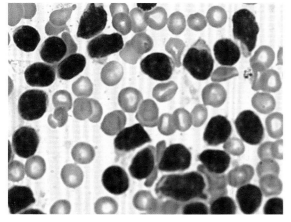

133. 急性淋巴细胞白血病－L1 型
Acute lymphocytic leukemia, FAB L1
原、幼淋巴细胞增多，伴有形态异常，胞体小，但较一致，并有成堆现象。
(Bone marrow, Wright—Giemsa stain, 1000X)

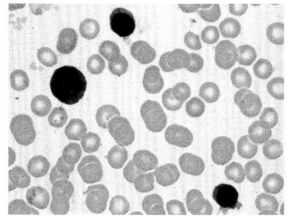

134. 急性淋巴细胞白血病－L1 型
Acute lymphocytic leukemia, FAB L1
L1 型以小原淋巴细胞增生为主，可见篮细胞。
(Bone marrow, Wright—Giemsa stain, 1000X)

135. 急性淋巴细胞白血病－L1 型
Acute lymphocytic leukemia, FAB L1
L1 型骨髓碱性磷酸酶（NAP）积分增高。
中性分叶核粒细胞呈（++++）。
(Bone marrow, NAP stain, 1000X)

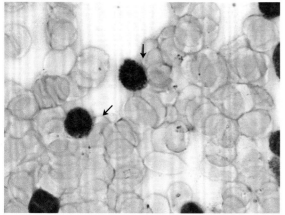

136. 急性淋巴细胞白血病－L1 型
Acute lymphocytic leukemia, FAB L1
骨髓细胞糖原染色。原淋巴细胞呈反应阳性（箭头）。
(Bone marrow, PAS stain, 1000X)

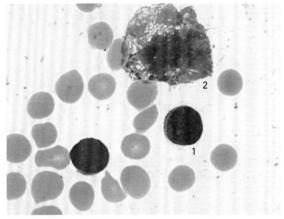

137.急性淋巴细胞白血病 —L2 型
Acute lymphocytic leukemia, FAB L2
血涂片中见到原始淋巴细胞(lymphoblast)(1)；篮细胞(basket cell)(2)。
(Peripheral blood，Wright—Giemsa stain，1000X)

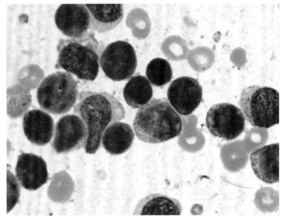

138.急性淋巴细胞白血病 —L2 型
Acute lymphocytic leukemia, FAB L2
骨髓增生极度活跃 (extremely active proliferation of bone marrow)。
(Bone marrow，Wright—Giemsa stain，100X)

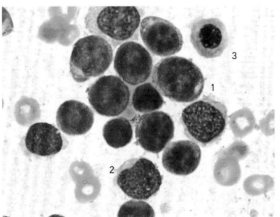

139.急性淋巴细胞白血病 —L2 型
Acute lymphocytic leukemia, FAB L2
原、幼淋巴细胞增生，大小不等。
(Bone marrow，Wright—Giemsa stain，1000X)

140.急性淋巴细胞白血病 —L2 型
Acute lymphocytic leukemia, FAB L2
原、幼淋巴细胞增生，大小不等。
原始淋巴细胞(lymphoblast)(1)；幼淋巴细胞 (prolymphocyte)(2)；中幼红细胞 (polychromatic normoblast)(3)。
(Bone marrow，Wright—Giemsa stain，1000X)

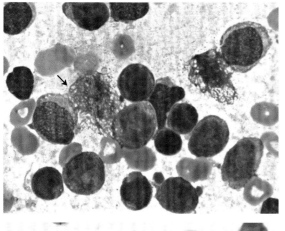

141.急性淋巴细胞白血病 —L2 型
Acute lymphocytic leukemia, FAB L2
原、幼淋巴细胞增生，大小不等，易见篮细胞(箭头)。
(Bone marrow，Wright–Giemsa stain，1000X)

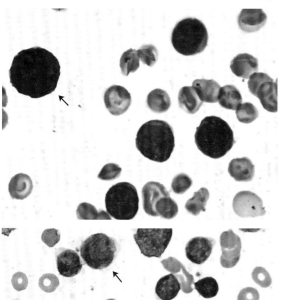

142.急性淋巴细胞白血病 —L2 型
Acute lymphocytic leukemia, FAB L2
碱性磷酸酶（NAP）积分增高。
中性分叶核粒细胞呈 （++++)(箭头）。
(Peripheral blood，NAP stain，1000X)

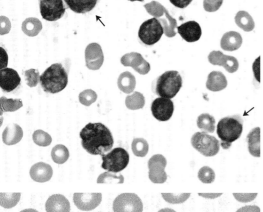

143.急性淋巴细胞白血病 —L2 型
Acute lymphocytic leukemia, FAB L2
POX 染色原、幼淋巴细胞呈阴性反应(箭头)。
(Bone marrow，POX stain，1000X)

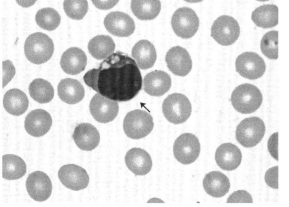

144.急性淋巴细胞白血病 —L3 型
Acute lymphocytic leukemia, FAB L3
血涂片中可见原始淋巴细胞（lymphoblast)（箭头)。
(Peripheral blood，Wright–Giemsa stain，1000X)

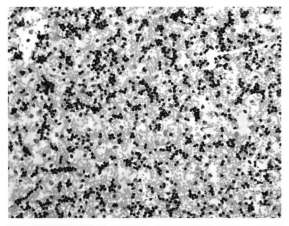

145.急性淋巴细胞白血病－L3 型

Acute lymphocytic leukemia, FAB L3

骨髓增生明显活跃（obvious active proliferation of bone marrow）。

(Bone marrow，Wright－Giemsa stain，100X)

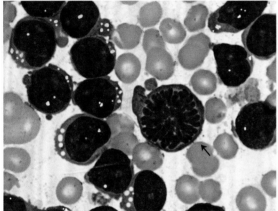

146.急性淋巴细胞白血病－L3 型

Acute lymphocytic leukemia, FAB L3

原淋巴细胞增生，以大细胞为主，大小一致，核仁明显。

分裂前期细胞(箭头)。

(Bone marrow，Wright－Giemsa stain，1000X)

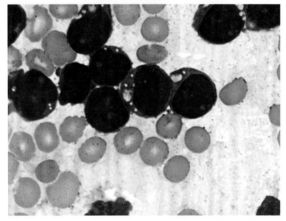

147.急性淋巴细胞白血病－L3 型

Acute lymphocytic leukemia, FAB L3

原淋巴细胞胞质中易见空泡。

(Bone marrow，Wright－Giemsa stain，1000X)

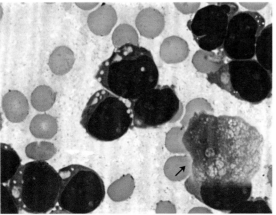

148.急性淋巴细胞白血病－L3 型

Acute lymphocytic leukemia, FAB L3

以原淋巴细胞增生为主，细胞较大，大小较一致，易见篮细胞(箭头)。

(Bone marrow，Wright－Giemsa stain，1000X)

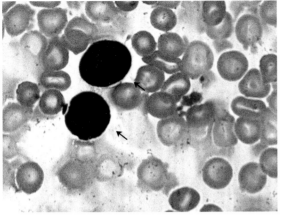

149. 急性淋巴细胞白血病 —L3 型
Acute lymphocytic leukemia, FAB L3
血涂片可见 NAP 积分明显增高，中性分叶核粒细胞（++++）（箭头）。
(Peripheral blood，NAP stain，1000X)

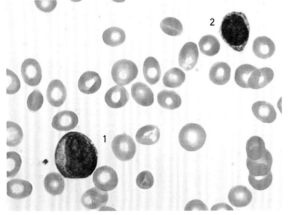

150. 急性淋巴细胞白血病 —L3 型
Acute lymphocytic leukemia, FAB L3
POX 染色原、幼淋巴细胞（-）（箭头）。
(Bone marrow，POX stain，1000X)

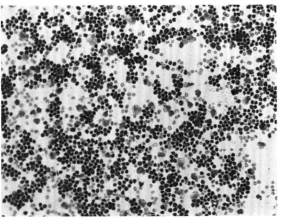

151. 急性原粒细胞白血病未分化型 —M1 型
Acute myeloblastic leukemia without maturation, FAB M1
血涂片中可见原粒细胞(myeloblast)（1）；淋巴细胞(lymphocyte)（2）。
(Peripheral blood，Wright—Giemsa stain，1000X)

152. 急性原粒细胞白血病未分化型 —M1 型
Acute myeloblastic leukemia without maturation, FAB M1
骨髓增生极度活跃（extremely active proliferation of bone marrow）。
(Bone marrow，Wright—Giemsa stain，100X)

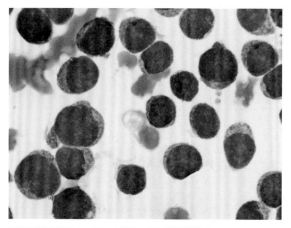

153.急性原粒细胞白血病未分化型 —M1 型
Acute myeloblastic leukemia without maturation, FAB M1
原粒细胞明显增多。
(Bone marrow，Wright—Giemsa stain，1000X)

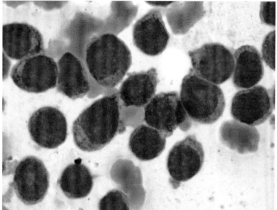

154.急性原粒细胞白血病未分化型 —M1 型
Acute myeloblastic leukemia without maturation, FAB M1
原粒细胞明显增多，可见大小不等。
(Bone marrow，Wright—Giemsa stain，1000X)

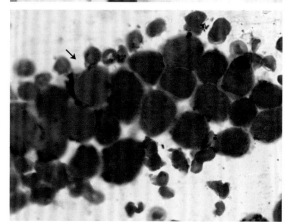

155.急性原粒细胞白血病未分化型 —M1 型
Acute myeloblastic leukemia without maturation, FAB M1
POX 染色部分原始粒细胞呈阳性反应(箭头)。
(Bone marrow，POX stain，1000X)

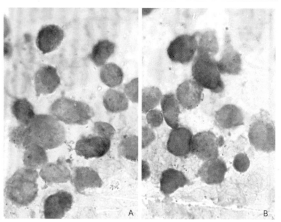

156.急性原粒细胞白血病未分化型 —M1 型
Acute myeloblastic leukemia without maturation, FAB M1
α—醋酸萘酚酯酶染色(α—NAE)原始粒细胞呈弱阳性反应(A)。氟化钠抑制试验阴性 (B)。
(Bone marrow，α—NAE stain，1000X)

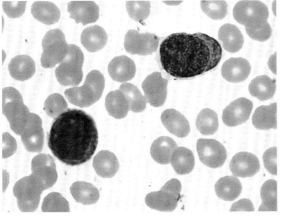

157. 急性原粒细胞白血病部分分化型 —M2a 型
Acute myeloblastic leukemia with partial maturation, FAB M2a
血涂片中可见原粒细胞(myeloblast)
(Peripheral blood, Wright—Giemsa stain, 1000X)

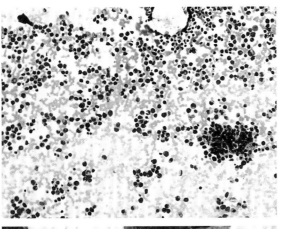

158. 急性原粒细胞白血病部分分化型 —M2a 型
Acute myeloblastic leukemia with partial maturation, FAB M2a
骨髓增生明显活跃(obvious active proliferation of bone marrow)
(Bone marrow, Wright—Giemsa stain, 100X)

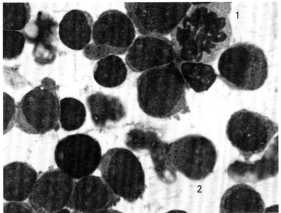

159. 急性原粒细胞白血病部分分化型 —M2a 型
Acute myeloblastic leukemia with partial maturation, FAB M2a
以原粒细胞增生为主早幼粒细胞伴成熟粒细胞增多。
原粒细胞(myeloblast)分裂中期 (1);早幼粒细胞(promyelocyte)(2)。
(Bone marrow, Wright—Giemsa stain, 1000X)

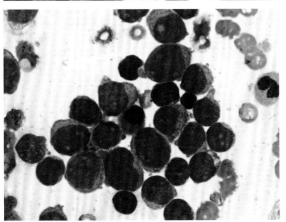

160. 急性原粒细胞白血病部分分化型 —M2a 型
Acute myeloblastic leukemia with partial maturation, FAB M2a
原粒细胞Ⅰ、Ⅱ型明显增生,并可见中性分叶核粒细胞、淋巴细胞、中幼红细胞。
(Bone marrow, Wright Giemsa stain, 1000X)

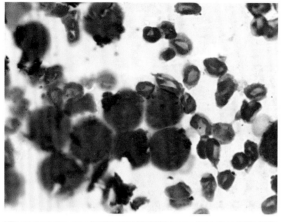

161.急性原粒细胞白血病部分分化型 —M2a 型
Acute myeloblastic leukemia with partial maturation, FAB M2a
原粒细胞POX 呈阳性或强阳性反应。
(Bone marrow，POX stain，1000X)

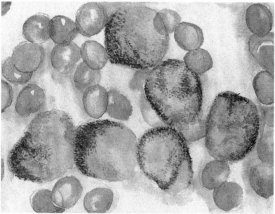

162.急性原粒细胞白血病部分分化型 —M2a 型
Acute myeloblastic leukemia with partial maturation, FAB M2a
特异性酯酶染色：原粒细胞中有蓝色沉淀，呈阳性反应。
(Bone marrow，Specific esterase stain，1000X)

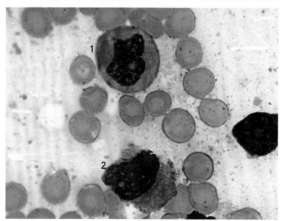

163.急性粒细胞白血病部分分化型 —M2b 型
Acute myloblastic leukemia with partial maturation, FAB M2b
血涂片中见异常中幼粒细胞(myelocyte)(M2b特征)(1)，退化细胞(smear cell)(2)。
(Peripheral blood，Wright—Giemsa stain，1000X)

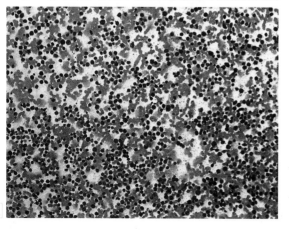

164.急性粒细胞白血病部分分化型 —M2b 型
Acute myloblastic leukemia with partial maturation, FAB M2b
骨髓有核细胞增生极度活跃(extremely active proliferation of bone marrow)。
(Bone marrow，Wright—Giemsa stain，100X)

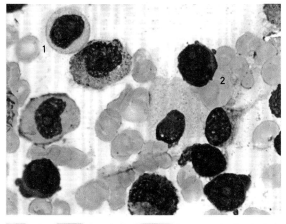

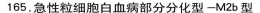

165. 急性粒细胞白血病部分分化型 —M2b 型

Acute myloblastic leukemia with partial maturation, FAB M2b
异常中幼粒细胞增多。
异常中幼粒细胞(myelocyte)(1)；原粒细胞(myeloblast)(2)。
(Bone marrow，Wright—Giemsa stain，1000X)

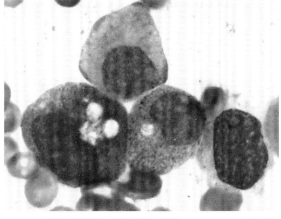

166. 急性粒细胞白血病部分分化型 —M2b 型

Acute myloblastic leukemia with partial maturation, FAB M2b
异常中幼粒细胞增多。
(Bone marrow，Wright—Giemsa stain，1000X)

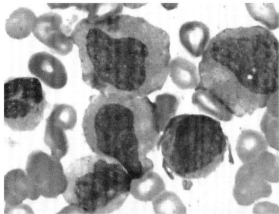

167. 急性粒细胞白血病部分分化型 —M2b 型

Acute myloblastic leukemia with partial maturation, FAB M2b
异常中幼粒细胞增多为主。
(Bone marrow，Wright—Giemsa stain，1000X)

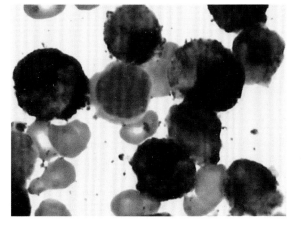

168. 急性粒细胞白血病部分分化型 —M2b 型

Acute myloblastic leukemia with partial maturation, FAB M2b
POX 染色异常中幼粒细胞呈强阳性。
(Bone marrow，POX stain，1000X)

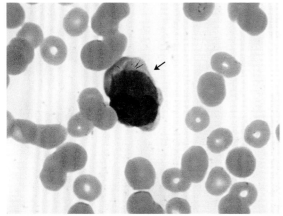

169. 急性早幼粒细胞白血病 —M3a 型
Acute promyelocytic leukemia, FAB M3a
血涂片中见异常早幼粒细胞的胞质分为内外两层,于细胞边缘部位的外胞质层颗粒稀少,内胞质层布满粗大、密集或融合的嗜苯胺蓝颗粒,并含较多 Auer 小体(箭头)。
(Peripheral blood, Wright—Giemsa stain, 1000X)

170. 急性早幼粒细胞白血病 —M3a 型
Acute promyelocytic leukemia, FAB M3a
骨髓增生明显活跃(obvious active proliferation of bone marrow)。
(Bone marrow, Wright—Giemsa stain, 100X)

171. 急性早幼粒细胞白血病 —M3a 型
Acute promyelocytic leukemia, FAB M3a
异常早幼粒细胞增多,可见内外质,外质灰蓝色,内质含粗大的嗜天青颗粒 Auer 小体呈"柴捆"状(箭头)。
(Bone marrow, Wright—Giemsa stain, 1000X)

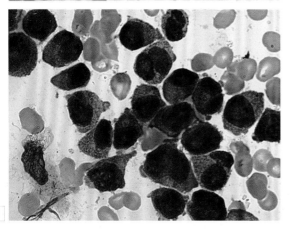

172. 急性早幼粒细胞白血病 —M3a 型
Acute promyelocytic leukemia, FAB M3a
异常早幼粒细胞增多,胞质中充满粗大的嗜天青颗粒。
(Bone marrow, Wright—Giemsa stain, 1000X)

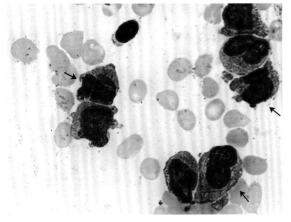

173. 急性早幼粒细胞白血病 —M3a 型

Acute promyelocytic leukemia, FAB M3a

异常早幼粒细胞增多，胞质中充满粗大的嗜天青颗粒，并有 Auer 小体（箭头）。

(Bone marrow，Wright-Giemsa stain，1000X)

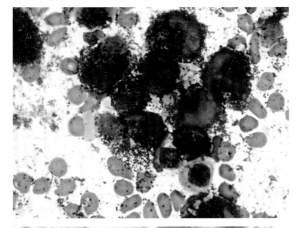

174. 急性早幼粒细胞白血病 —M3a 型

Acute promyelocytic leukemia, FAB M3a

氯乙酸萘酚酯酶染色异常的早幼粒细胞中充满粗大蓝色强阳性颗粒（箭头）。

(Bone marrow，AS-D stain，1000X)

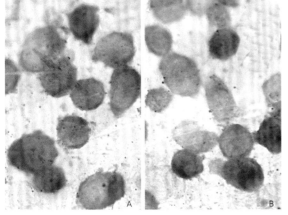

175. 急性早幼粒细胞白血病 —M3a 型

Acute promyelocytic leukemia, FAB M3a

POX 染色异常的早幼粒细胞呈强阳性反应。

(Bone marrow，POX stain，1000X)

176. 急性早幼粒细胞白血病 —M3a 型

Acute promyelocytic leukemia, FAB M3a

α-醋酸萘酚酯酶染色（α-NAE）异常的早幼粒细胞阳性（A）。氟化钠抑制试验阴性（B）。

(Bone marrow，α-NAE stain，1000X)

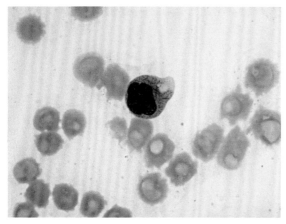

177.急性早幼粒细胞白血病 —M3b 型
Acute promyelocytic leukemia, FAB M3b
血涂片中见异常早幼粒细胞。
(Peripheral blood，Wright—Giemsa stain，1000X)

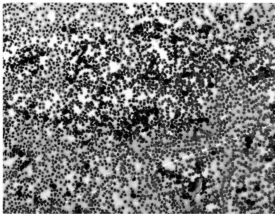

178.急性早幼粒细胞白血病 —M3b 型
Acute promyelocytic leukemia, FAB M3b
骨髓增生极度活跃 (extremely active proliferation)。
(Bone marrow，Wright—Giemsa stain，100X)

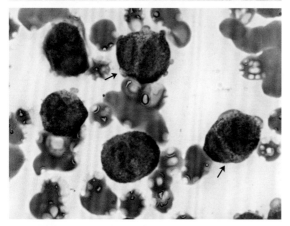

179.急性早幼粒细胞白血病 —M3b 型
Acute promyelocytic leukemia, FAB M3b
异常早幼粒细胞增多，胞核异形明显，胞质内充满细小的嗜天青颗粒，
可见 Auer 小体(箭头)。
(Bone marrow，Wright—Giemsa stain，1000X)

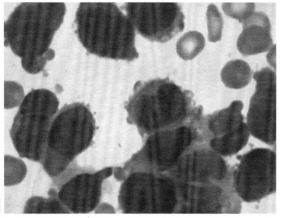

180.急性早幼粒细胞白血病 —M3b 型
Acute promyelocytic leukemia, FAB M3b
异常早幼粒细胞增多。
(Bone marrow，Wright—Giemsa stain，1000X)

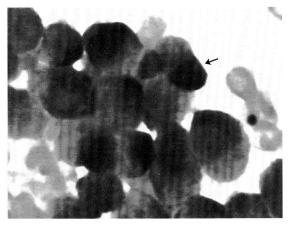

181.急性早幼粒细胞白血病 —M3b 型
Acute promyelocytic leukemia, FAB M3b
POX 染色异常早幼粒细胞呈强阳性反应（箭头）。
(Bone marrow，POX stain，1000X)

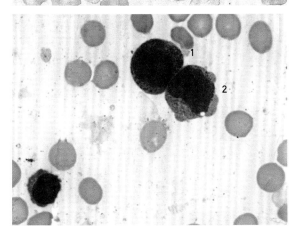

182.急性早幼粒细胞白血病 —M3b 型
Acute promyelocytic leukemia, FAB M3b
特异性酯酶染色异常早幼粒细胞胞浆中充满蓝色阳性颗粒。
(Bone marrow，Specific esterase stain，1000X)

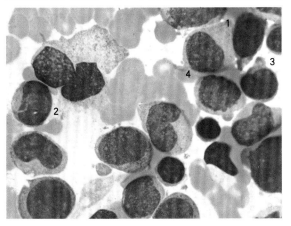

183.急性粒 − 单核细胞白血病 —M4a 型
Acute myelomonocytic leukemia, FAB M4a
血涂片中可见早幼粒细胞(promyelocyte)(1)，幼单核细胞(promonocyte)
(2)。
(Peripheral blood，Wright—Giemsa stain，1000X)

184.急性粒 − 单核细胞白血病 —M4a 型
Acute myelomonocytic leukemia, FAB M4a
原粒细胞(myeloblast)(1)；原粒细胞 II 型(myeloblast type II)(2)；原
单核细胞(monoblast)(3)；幼单核细胞(promonocyte)(4)。
(Bone marrow，Wright—Giemsa stain，1000X)

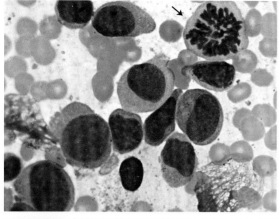

185.急性粒 − 单核细胞白血病 −M4a 型
Acute myelomonocytic leukemia, FAB M4a
以原粒细胞增多为主，可见幼单核细胞有丝分裂中期（箭头）。
(Bone marrow，Wright−Giemsa stain，1000X)

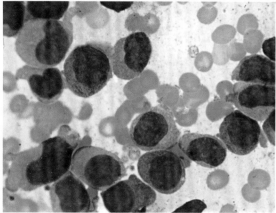

186.急性粒 − 单核细胞白血病 −M4a 型
Acute myelomonocytic leukemia, FAB M4a
原粒细胞增多，可见原、幼单核细胞。
(Bone marrow，Wright−Giemsa stain，1000X)

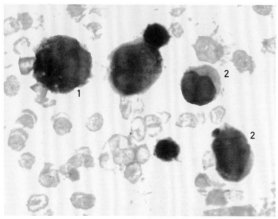

187.急性粒 − 单核细胞白血病 −M4a 型
Acute myelomonocytic leukemia, FAB M4a
POX染色原粒细胞强阳性反应（1）；原、幼单核细胞呈阴性或弱阳性反应（2）。
(Bone marrow，POX stain，1000X)

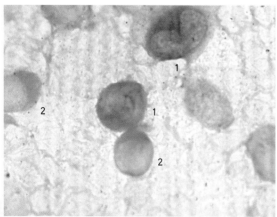

188.急性粒 − 单核细胞白血病 −M4a 型
Acute myelomonocytic leukemia, FAB M4a
非特异性酯酶染色（Non−specific esterase）。
单核细胞强阳性（1）；粒细胞弱阳性（2）。
(Bone marrow，Non−specific esterase stain，1000X)

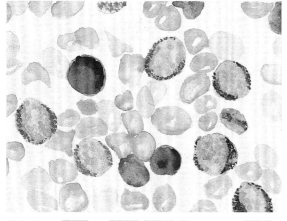

189. 急性粒－单核细胞白血病－M4a 型
Acute myelomonocytic leukemia, FAB M4a

酯酶双染色：粒细胞呈特异性酯酶阳性（蓝色），单核细胞呈非特异性酯酶阳性（红色），在形态识别的基础上酯酶双染色是诊断M4a的重要手段。

(Bone marrow, Specific esterase stain, 1000X)

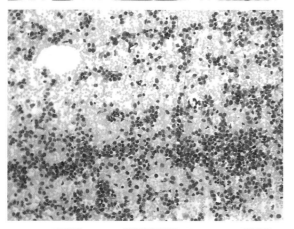

190. 急性粒－单核细胞白血病－M4b 型
Acute myelomonocytic leukemia, FAB M4b

血涂片中见到幼单核细胞(promonocyte)。

(Peripheral blood, Wright—Giemsa stain, 1000X)

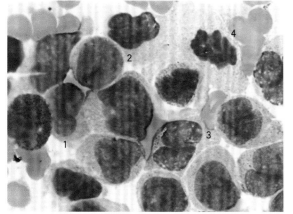

191. 急性粒－单核细胞白血病－M4b 型
Acute myelomonocytic leukemia, FAB M4b

骨髓增生极度活跃（extremely active proliferation）。

(Bone marrow, Wright—Giemsa stain, 100X)

192. 急性粒－单核细胞白血病－M4b 型
Acute myelomonocytic leukemia, FAB M4b

幼单核细胞(promonocyte)（1）；原粒细胞(myeloblast)（2）；早幼粒细胞(promyelocyte)（3）；幼单核细胞(promonocyte)分裂中期（4）。

(Bone marrow, Wright Giemsa stain, 1000X)

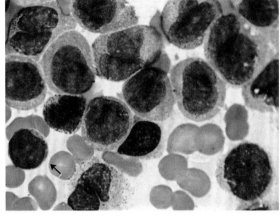

193.急性粒－单核细胞白血病－M4b 型
Acute myelomonocytic leukemia, FAB M4b
以原、幼单核细胞增生为主，可见原粒细胞（箭头）。
(Bone marrow，Wright－Giemsa stain，1000X)

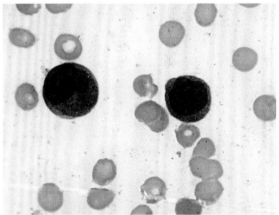

194.急性粒－单核细胞白血病－M4c 型
Acute myelomonocytic leukemia, FAB M4c
两个幼粒单细胞（同时具有粒系及单核系特点），其核型极不规则，胞浆内含有粗大嗜苯胺蓝颗粒。
(Peripheral blood，Wright－Giemsa stain，1000X)

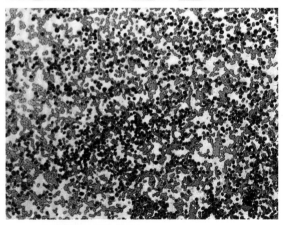

195.急性粒－单核细胞白血病－M4c 型
Acute myelomonocytic leukemia, FAB M4c
骨髓增生极度活跃(extremely active proliferation)。
(Bone marrow，Wright－Giemsa stain，100X)

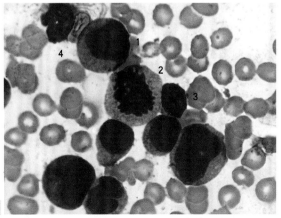

196.急性粒－单核细胞白血病－M4c 型
Acute myelomonocytic leukemia, FAB M4c
幼粒单细胞(promyelomonocyte)(1)；幼粒单细胞(promyelomonocyte)有丝分裂中期(2)；淋巴细胞(lymphocyte)(3)；退化细胞(smear cell)(4)。
(Bone marrow，Wright－Giemsa stain，1000X)

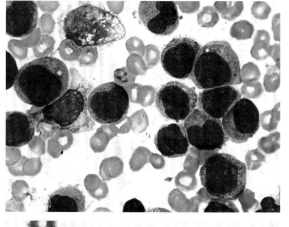

197. 急性粒－单核细胞白血病－M4c 型
Acute myelomonocytic leukemia, FAB M4c
幼粒单细胞增生为主，可见篮细胞。
(Bone marrow，Wright—Giemsa stain，1000X)

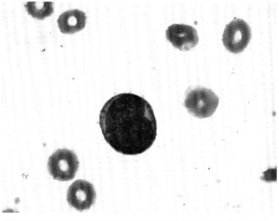

198. 急性粒－单核细胞白血病－M4Eo 型
Acute myelomonocytic leukemia, FAB M4Eo
血涂片中见一个原单细胞 (monoblast)。
(Peripheral blood，Wright—Giemsa stain，1000X)

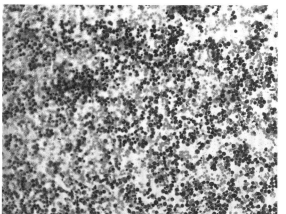

199. 急性粒－单核细胞白血病－M4Eo 型
Acute myelomonocytic leukemia, FAB M4Eo
骨髓增生极度活跃（extremely active proliferation)。
(Bone marrow，Wright—Giemsa stain，100X)

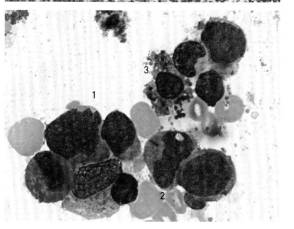

200. 急性粒－单核细胞白血病－M4Eo 型
Acute myelomonocytic leukemia, FAB M4Eo
原、幼粒单细胞伴异常嗜酸性细胞（其内可见粗大的嗜酸性和嗜碱性颗粒并存）。
原粒单细胞 (myelomonoblast)（1)；幼粒单细胞 (promyelomonocyte)（2)；异常嗜酸性细胞（3)。
(Bone marrow，Wright—Giemsa stain，1000X)

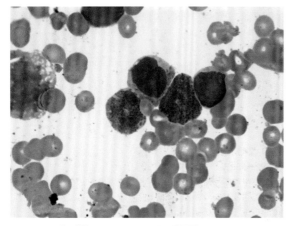

201. 急性粒－单核细胞白血病－M4Eo 型
Acute myelomonocytic leukemia, FAB M4Eo
原、幼粒单核细胞伴异常嗜酸性细胞增多。
（Bone marrow，Wright-Giemsa stain，1000X）

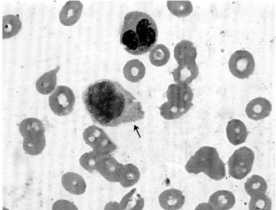

202. 急性单核细胞白血病－M5a 型
Acute monocytic leukemia, FAB M5a
血涂片见幼单核细胞，其外形不规则，核仁不清（箭头）。
（Peripheral blood，Wright-Giemsa stain，1000X）

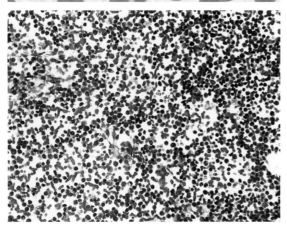

203. 急性单核细胞白血病－M5a 型
Acute monocytic leukemia, FAB M5a
骨髓增生极度活跃（extremely active proliferation）。
（Bone marrow，Wright-Giemsa stain，100X）

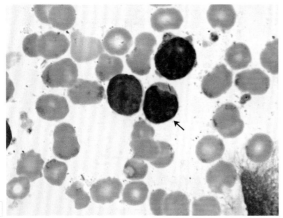

204. 急性单核细胞白血病－M5a 型
Acute monocytic leukemia, FAB M5a
原、幼单核细胞明显增多，以原单核细胞为主，可见 Auer 小体（箭头）。
（Bone marrow，Wright-Giemsa stain，1000X）

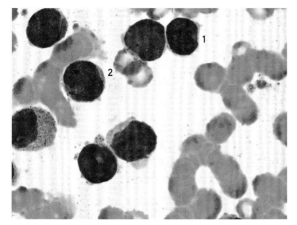

205. 急性单核细胞白血病 —M5a 型
Acute monocytic leukemia, FAB M5a
原、幼单核胞明显增多。
原单核细胞(monoblast)(1)；幼单核胞(promonocyte)(2)。
(Bone marrow，Wright—Giemsa staipron，1000X)

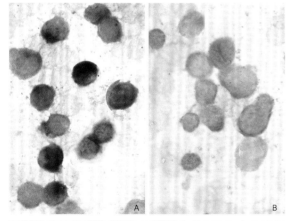

206. 急性单核细胞白血病 —M5a 型
Acute monocytic leukemia, FAB M5a
特异性酯酶染色原、幼单核细胞呈阴性或弱阳性反应，粒细胞呈阳性反应。
(Bone marrow，Specical esterase stain，1000X)

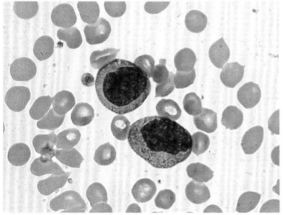

207. 急性单核细胞白血病 —M5a 型
Acute monocytic leukemia, FAB M5a
非特异性酯酶染色原、幼单核细胞胞浆中有较多棕黑色沉淀，呈阳性反应(A)。可被氟化钠抑制(B)。
(Bone marrow，Non—specific esterase stain，1000X)

208. 急性单核细胞白血病 —M5b 型
Acute monocytic leukemia, FAB M5b
血涂片见幼单核细胞(promonocyte)。
(Peripheral blood, Wright—Giemsa stain, 1000X)

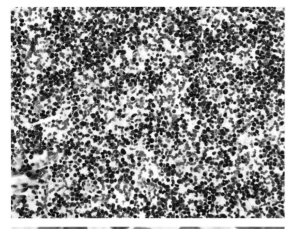

209.急性单核细胞白血病 —M5b 型
Acute monocytic leukemia, FAB M5b
骨髓增生极度活跃（extremely active proliferation）。
(Bone marrow，Wright—Giemsa stain，100X)

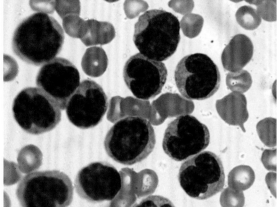

210.急性单核细胞白血病 —M5b 型
Acute monocytic leukemia, FAB M5b
以幼单核细胞增生为主。
(Bone marrow，Wright—Giemsa stain，1000X)

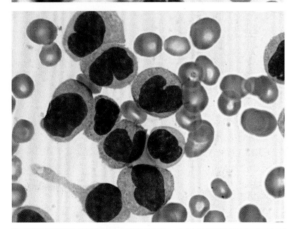

211.急性单核细胞白血病 —M5b 型
Acute monocytic leukemia, FAB M5b
以幼单核细胞增生为主。
(Bone marrow，Wright—Giemsa stain，1000X)

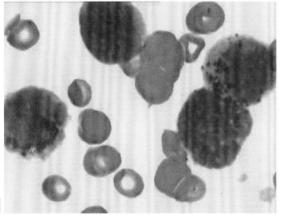

212.急性单核细胞白血病 —M5b 型
Acute monocytic leukemia, FAB M5b
POX 染色原幼单核细胞呈阴性或弱阳性反应。
(Bone marrow，POX stain，1000X)

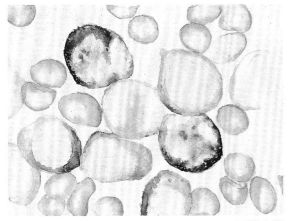

213. 急性单核细胞白血病 —M5b 型
Acute monocytic leukemia, FAB M5b

特异性酯酶染色原、幼单核细胞呈阴性反应, 粒细胞（蓝色颗粒）呈阳性反应。

(Bone marrow, Specific esterase stain, 1000X)

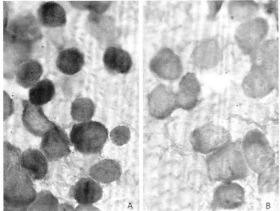

214. 急性单核细胞白血病 —M5b 型
Acute monocytic leukemia, FAB M5b

非特异性酯酶染色幼单核细胞呈弱阳性、阳性或强阳性反应（A）, 可被氟化钠抑制（B）。

(Bone marrow, Non—specific esterase stain, 1000X)

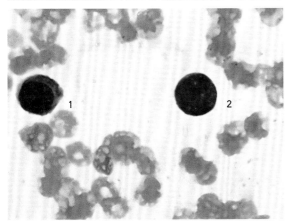

215. 急性红白血病 —M6 型
Acute erythroleukemia, FAB M6

血涂片见中幼红细胞(polychromatic normoblast)(1); 原粒细胞(myeloblast)(2)。

(Peripheral blood, Wright—Giemsa stain, 1000X)

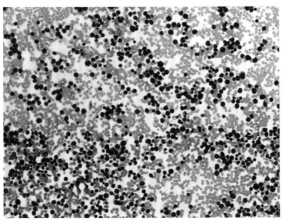

216. 急性红白血病 —M6 型
Acute erythroleukemia, FAB M6

骨髓增生极度活跃（extremely active proliferation）。

(Bone marrow, Wright—Giemsa stain, 100X)

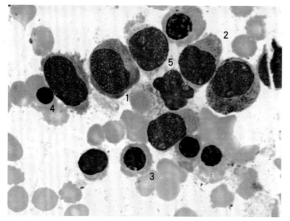

217.急性红白血病 —M6 型
Acute erythroleukemia, FAB M6
粒细胞系统、红细胞系统幼稚细胞增多。
原粒细胞(myeloblast)(1)；原粒细胞Ⅱ型(myeloblast type Ⅱ)(2)；中幼红细胞(polychromatic normoblast)(3)；晚幼红细胞(orthochromatic normoblast)(4)；退化细胞(smear cell)(5)。
(Bone marrow，Wright—Giemsa stain，1000X)

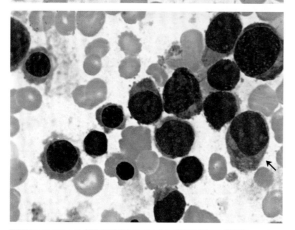

218.急性红白血病 —M6 型
Acute erythroleukemia, FAB M6
原粒细胞Ⅱ型(myeloblast typeⅡ)含Auer小体(1)；原粒细胞(myeloblast)(2)；早幼红细胞(pronormoblast)(3)；中幼红细胞(polychromatic normoblast)(4)；晚幼红细胞(orthochromatic normoblast)(5)。
(Bone marrow，Wright—Giemsa stain，1000X)

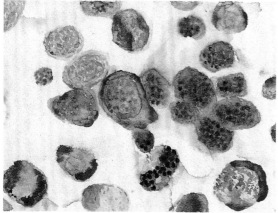

219.急性红白血病 —M6 型
Acute erythroleukemia, FAB M6
白细胞以原粒、原粒Ⅱ型增多为主，有的可见 Auer 小体（箭头），幼红细胞增多。
(Bone marrow，Wright—Giemsa stain，1000X)

220.急性红白血病 —M6 型
Acute erythroleukemia, FAB M6
糖原染色部分幼红细胞胞浆中有红色团块状沉淀，呈强阳性反应。
(Bone marrow，PAS stain，1000X)

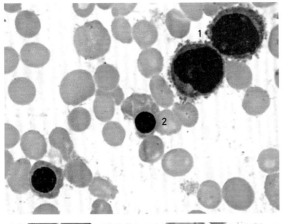

221. 急性巨核细胞白血病 –M7 型
Acute megakaryocytic leukemia, FAB M7
血涂片可见小原巨核细胞（1）；有核红细胞（2）。
(Peripheral blood，Wright–Giemsa stain，1000X)

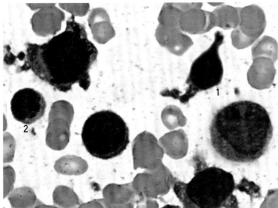

222. 急性巨核细胞白血病 –M7 型
Acute megakaryocytic leukemia, FAB M7
小原巨核细胞增多，其胞体与淋巴细胞大小相似，外形不规则。
小原巨核细胞（megakaryoblast），周围有血小板附着（1）；淋巴细胞
（lymphocyte）（2）。
(Bone marrow，Wright–Giemsa stain，1000X)

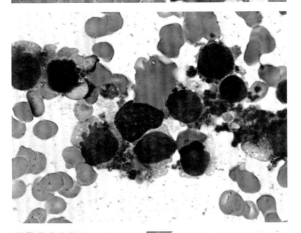

223. 急性巨核细胞白血病 –M7 型
Acute megakaryocytic leukemia, FAB M7
病态小巨核细胞增多。
(Bone marrow，Wright–Giemsa stain，1000X)

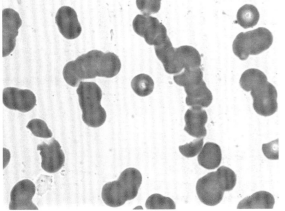

224. 多发性骨髓瘤
Multiple myeloma (MM)
血涂片成熟红细胞呈缗钱状排列。
(Peripheral blood，Wright–Giemsa stain，1000X)

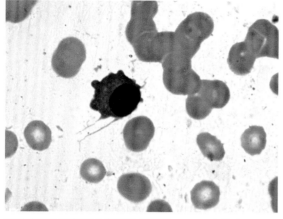

225.多发性骨髓瘤
Multiple myeloma (MM)
血涂片可见一个骨髓瘤细胞，红细胞呈缗钱状排列。
(Peripheral blood，Wright—Giemsa stain，1000X)

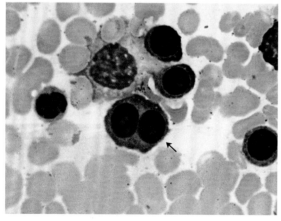

226.多发性骨髓瘤
Multiple myeloma (MM)
出现较多的骨髓瘤细胞（箭头）。
(Bone marrow，Wright—Giemsa stain，1000X)

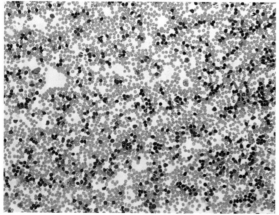

227.多发性骨髓瘤
Multiple myeloma (MM)
骨髓瘤细胞增多，可见双核骨髓瘤细胞（箭头）。
(Bone marrow，Wright—Giemsa stain，1000X)

228.慢性淋巴细胞白血病
Chronic lymphocytic leukemia (CLL)
骨髓增生明显活跃（obvious proliferation）。
(Bone marrow，Wright—Giemsa stain，100X)

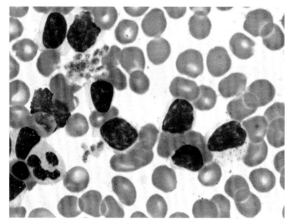

229. 慢性淋巴细胞白血病
Chronic lymphocytic leukemia (CLL)
血涂片中见淋巴细胞明显增多, 血小板成堆易见。
(Peripheral blood, Wright—Giemsa stain, 1000X)

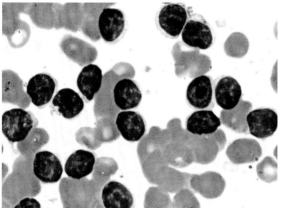

230. 慢性淋巴细胞白血病
Chronic lymphocytic leukemia (CLL)
大量淋巴细胞, 其形态大致正常, 无幼稚型。
(Bone marrow, Wright—Giemsa stain, 1000X)

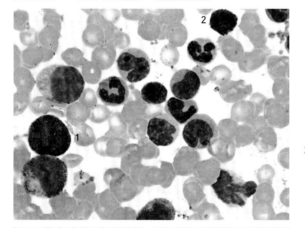

231. 慢性粒细胞白血病
Chronic myelocytic leukemia (CML)
血涂片中见各阶段粒细胞, 以中性中幼粒细胞以下阶段为主, 并可见:
嗜酸性粒细胞(eosinophil)(1); 嗜碱性粒细胞(basophil)(2)。
(Peripheral blood, Wright—Giemsa stain, 1000X)

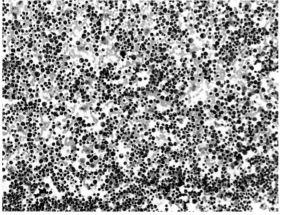

232. 慢性粒细胞白血病
Chronic myelocytic leukemia (CML)
骨髓增生极度活跃 (extremely active proliferation)。
(Bone marrow, Wright—Giemsa stain, 100X)

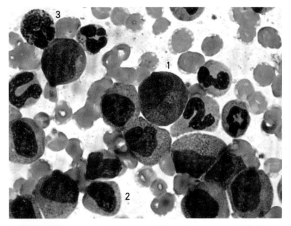

233. 慢性粒细胞白血病
Chronic myelocytic leukemia (CML)
中性中幼粒细胞(neutrophilic myelocyte)(1)；中性晚幼粒细胞(neutrophilic metamyelocyte)(2)；嗜碱性粒细胞(basophil)(3)。
(Bone marrow，Wright—Giemsa stain，1000X)

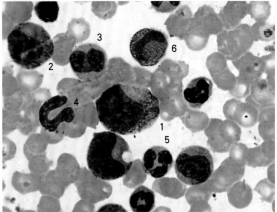

234. 慢性粒细胞白血病
Chronic myelocytic leukemia (CML)
早幼粒细胞(promyelocyte)(1)；中性中幼粒细胞(neutrophilic myelocyte)(2)；中性晚幼粒细胞(neutrophilic metamyelocyte)(3)；中性杆状核粒细胞(neutrophilic stab granulocyte)(4)；中性分叶核粒细胞(neutrophilic segmented granulocyte)(5)；嗜酸性杆状核粒细胞 (eosinophilic stab granulocyte)(6)。
(Bone marrow，Wright—Giemsa stain，1000X)

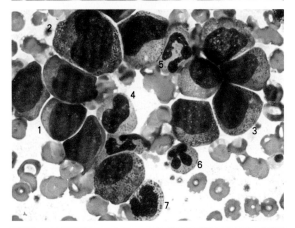

235. 慢性粒细胞白血病加速期
Chronic myelocytic leukemia in the accelerated phase
原粒细胞 (myeloblast)(1)；早幼粒细胞(promyelocyte)(2)；中性中幼粒细胞(neutrophilic myelocyte)(3)；中性晚幼粒细胞(neutrophilic metamyelocyte)(4)；中性杆状核粒细胞(neutrophilic stab granulocyte)(5)；中性分叶核粒细胞(neutrophilic segmented granulocyte)(6)；嗜碱性粒细胞 (basophil)(7)。
(Peripheral blood，Wright—Giemsa stain，1000X)

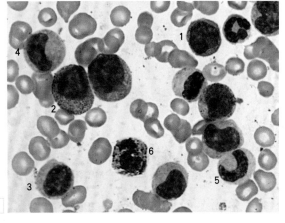

236. 慢性粒细胞白血病加速期
Chronic myelocytic leukemia in the accelerated phase
原粒细胞(myeloblast)(1)；早幼粒细胞(promyelocyte)(2)；中性中幼粒细胞(neutrophilic myelocyte)(3)；中性晚幼粒细胞(neutrophilic metamyelocyte)(4)；中性杆状核粒细胞(neutrophilic stab granulocyte)(5)；嗜碱性粒细胞 (basophil)(6)。
(Bone marrow，Wright—Giemsa stain，1000X)

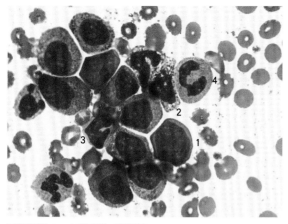

237. 慢性粒细胞白血病加速期

Chronic myelocytic leukemia in the accelerated phase

早幼粒细胞增多。

原粒细胞(myeloblast)(1);早幼粒细胞(promyelocyte)(2);中性晚幼粒细胞(neutrophilic metamyelocyte)(3);中性杆状核粒细胞(neutrophilic stab granulocyte)(4)。

(Bone marrow,Wright—Giemsa stain,1000X)

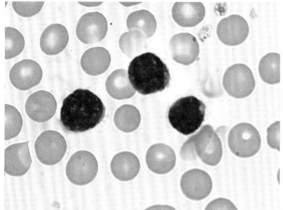

238. 慢性粒细胞白血病急淋变

Lymphoid blast crisis of chronic myelocytic leukemia

涂片中可见3个幼淋巴细胞。

(Peripherial blood,Wright—Giemsa stain,1000X)

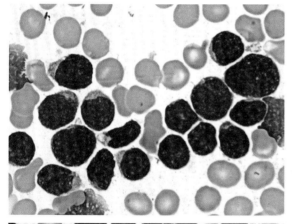

239. 慢性粒细胞白血病急淋变

Lymphoid blast crisis of chronic myelocytic leukemia

以原、幼淋巴细胞增生为主。

(Bone marrow,Wright—Giemsa stain,1000X)

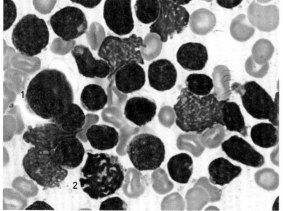

240. 慢性粒细胞白血病急淋变

Lymphoid blast crisis of chronic myelocytic leukemia

以原、幼淋巴细胞增生为主,并可见:

嗜酸性中幼粒细胞(eosinophilic myelocyte)(1);淋巴细胞(lymphocyte)分裂相(2)。

(Bone marrow,Wright—Giemsa stain,1000X)

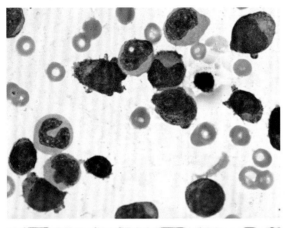

241. 慢性粒细胞白血病 M2a 变
Myeloid blast crisis of chronic myelocytic leukemia
以原粒细胞增生为主。
(Bone marrow, Wright—Giemsa stain, 1000X)

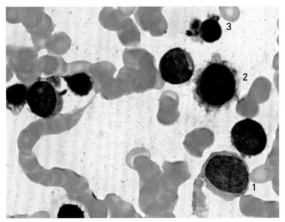

242. 慢性粒细胞白血病 M2a 变
Myeloid blast crisis of chronic myelocytic leukemia
以原粒细胞增生为主, 可见嗜碱性粒细胞 (箭头)。
(Bone marrow, Wright—Giemsa stain, 1000X)

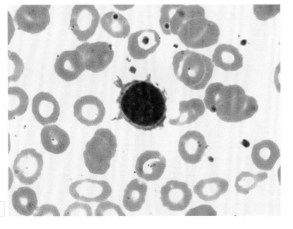

243. 慢性粒细胞白血病 M7 变
Megakaryocytic blast crisis of chronic myelocytic leukemia
以原、幼巨核细胞增生为主。
原巨核细胞(megakaryoblast)(1); 原巨核产板(thromocytogenic megakaryocyte)(2); 小巨核细胞 (small megakaryocyte) (3)。
(Bone marrow, Wright—Giemsa stain, 1000X)

244. 多毛细胞白血病
Hairy cell leukemia (HCL)
毛细胞边缘不整齐, 有许多不规则纤绒毛突起, 也称"毛发"状突起。
(Peripheral blood, Wright—Giemsa stain, 1000X)

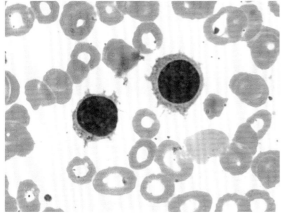

245. 多毛细胞白血病
Hairy cell leukemia (HCL)
两个毛细胞(two hairy cells)。
(Peripheral blood，Wright—Giemsa stain，1000X)

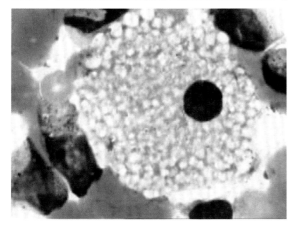

246. 戈谢病
Gaucher's disease
戈谢细胞(Gaucher's cell)：胞体较大，核不规则形，胞质量丰富，淡蓝色，无空泡，可见许多紫蓝色平行的波纹状物质（箭头）。
(Bone marrow，Wright—Giemsa stain，1000X)

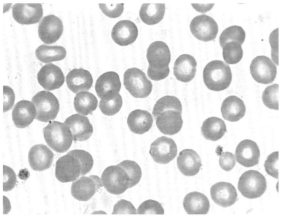

247. 尼曼－匹克病
Niemann-Pick disease
尼曼匹克细胞(Niemann—Pick cell)：胞体较大，外形多不规则。胞核较小，圆形，染色质致密粗糙，胞质丰富，呈淡蓝色，胞质中充满大小较均匀的蜂巢状排列的透明脂滴。
(Bone marrow，Wright—Giemsa stain，1000X)

248. 缺铁性贫血
Iron deficiency anemia (IDA)
储存铁减少期，红细胞形态大致正常，临床上无贫血症状。
(Peripheral blood，Wright—Giemsa stain，1000X)

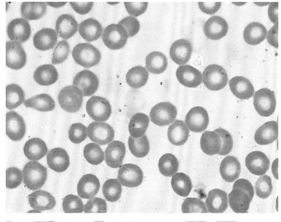

249.缺铁性贫血
Iron deficiency anemia (IDA)
红细胞生成缺铁期,血涂片中部分红细胞中心浅染色区扩大,临床上无贫血症状。
(Peripheral blood, Wright—Giemsa stain, 1000X)

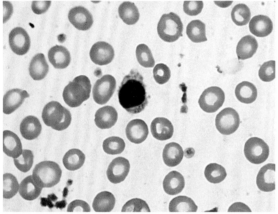

250.缺铁性贫血
Iron deficiency anemia (IDA)
血涂片中红细胞形态轻度大小不均,中心浅染色区扩大,临床上轻度贫血症状。
(Peripheral blood, Wright—Giemsa stain, 1000X)

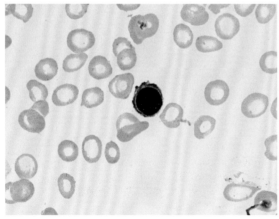

251.缺铁性贫血
Iron deficiency anemia (IDA)
血涂片中红细胞形态大小不均,中心浅染色区明显扩大,可见环状红细胞,临床上重度贫血症状。
(Peripheral blood, Wright—Giemsa stain, 1000X)

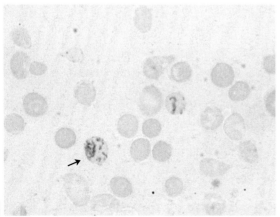

252.缺铁性贫血
Iron deficiency anemia (IDA)
血涂片中网状红细胞轻度增多（箭头）。
(Peripheral blood, Brilliant cresyl blue stain, 1000X)

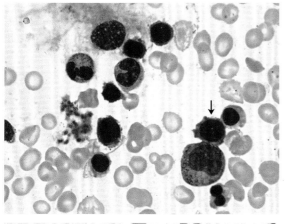

253.缺铁性贫血
Iron deficiency anemia (IDA)

中、晚幼红细胞增生为主，核小而浓染，胞浆偏蓝，量少，呈现"幼浆老核"现象（箭头）。

(Bone marrow，Wright—Giemsa stain，1000X)

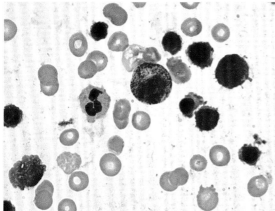

254.缺铁性贫血
Iron deficiency anemia (IDA)

中、晚幼红细胞体小，胞浆少，边缘不整齐，毛刷状，因含Hb不足，故呈较强的嗜碱性。

(Bone marrow，Wright—Giemsa stain，1000X)

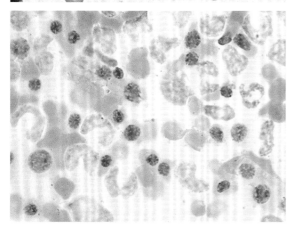

255.缺铁性贫血
Iron deficiency anemia (IDA)

铁染色（iron stain）内铁阴性，幼红细胞中无铁颗粒。

(Bone marrow，Iron stain，1000X)

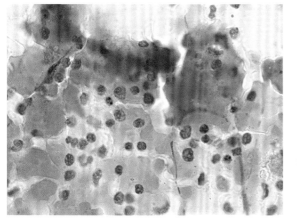

256.缺铁性贫血
Iron deficiency anemia (IDA)

铁染色（iron stain）外铁阴性，无铁颗粒和铁小珠。

(Bone marrow，Iron stain，1000X)

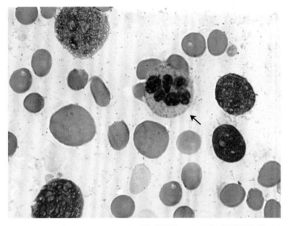

257.巨幼红细胞贫血

Megaloblastic anemia (MA)

血涂片见红细胞大小不等，中性分叶核呈6叶核（箭头）。

(Peripheral blood，Wright—Giemsa stain，1000X)

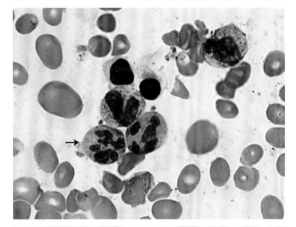

258.巨幼红细胞贫血

Megaloblastic anemia (MA)

血涂片中网织红细胞轻度增加（箭头）。

(Peripheral blood，Brilliant cresyl blue stain，1000X)

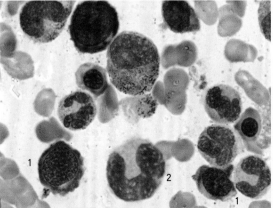

259.巨幼红细胞贫血

Megaloblastic anemia (MA)

中性分叶核呈多分叶（箭头）。

(Bone marrow，Wright—Giemsa stain，1000X)

260.巨幼红细胞贫血

Megaloblastic anemia (MA)

幼红细胞明显增多，易见巨幼红细胞。

巨中幼红细胞(polychromatic normoblast)(1)；巨杆状核粒细胞（2）。

(Bone marrow，Wright—Giemsa stain，1000X)

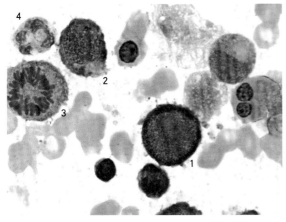

261. 巨幼红细胞贫血
Megaloblastic anemia (MA)

巨早幼红细胞（1）；巨中幼红细胞（2）；巨中幼红细胞分裂中期（3）；
中性分叶核粒细胞（4）。

(Bone marrow，Wright—Giemsa stain，1000X)

262. 溶血性贫血
Hemolytic anemia (HA)

血涂片见红细胞大小不等，并见畸形红细胞及晚幼红细胞（箭头）。
(Peripheral blood，Wright—Giemsa stain，1000X)

263. 溶血性贫血
Hemolytic anemia (HA)

血涂片红细胞大小不等，并可见球形红细胞（箭头）。
(Peripheral blood，Wright—Giemsa stain，1000X)

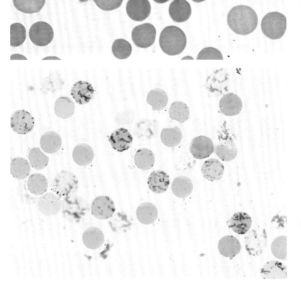

264. 溶血性贫血
Hemolytic anemia (HA)

血涂片中网织红细胞明显增加。
(Peripheral blood，Brilliant cresyl blue stain，1000X)

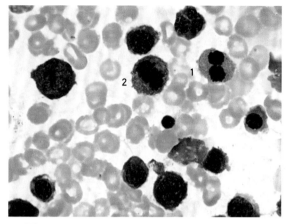

265.溶血性贫血

Hemolytic anemia (HA)

幼红细胞增生极度活跃，以中、晚幼红细胞增生为主。

双核晚幼红细胞(orthochromatophilic normoblast)(1)；中幼红细胞
(polychromatic normoblast)核分裂相（2）。

(Bone marrow，Wright—Giemsa stain，1000X)

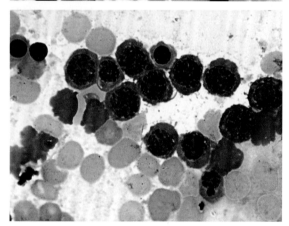

266.溶血性贫血

Hemolytic anemia (HA)

幼红细胞明显增多，以中、晚幼红细胞为主。

(Bone marrow，Wright—Giemsa stain，1000X)

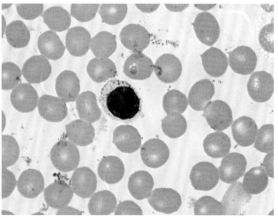

267.溶血性贫血

Hemolytic anemia (HA)

中、晚幼红细胞成簇分布。

(Bone marrow，Wright—Giemsa stain，1000X)

268.再生障碍性贫血

Aplastic anemia (AA)

血涂片中红细胞形态、色素正常，见一个淋巴细胞。

(Peripheral blood，Wright—Giemsa stain，1000X)

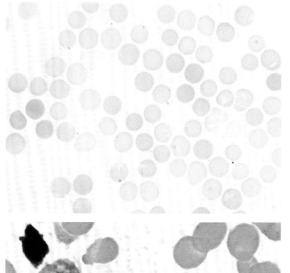

269. 再生障碍性贫血
Aplastic anemia (AA)
血涂片网织红细胞减少。(此图未见到网织红细胞)
(Peripheral blood，Brilliant cresyl blue stain，1000X)

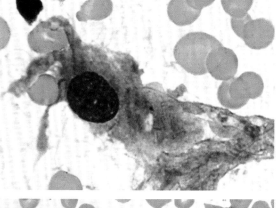

270. 再生障碍性贫血
Aplastic anemia (AA)
网状细胞增多。
(Bone marrow，Wright—Giemsa stain，1000X)

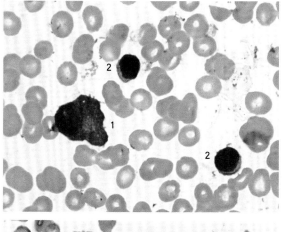

271. 再生障碍性贫血
Aplastic anemia (AA)
非造血细胞相对增多。
浆细胞(plasmacyte)(1)；淋巴细胞(lymphocyte)(2)。
(Bone marrow，Wright—Giemsa stain，1000X)

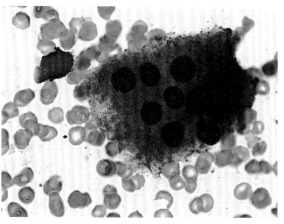

272. 再生障碍性贫血
Aplastic anemia (AA)
破骨细胞(osteoclast)，胞核数为10个。
(Bone marrow，Wright—Giemsa stain，1000X)

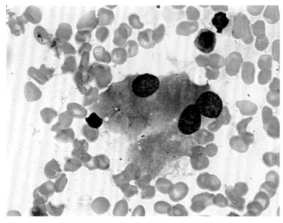

273.再生障碍性贫血
Aplastic anemia (AA)

成骨细胞(osteoblast)，细胞胞质边缘不规则，边界不清。

(Bone marrow，Wright—Giemsa stain，1000X)

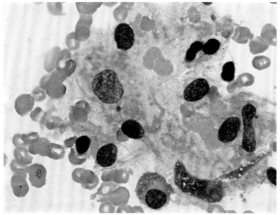

274.再生障碍性贫血
Aplastic anemia (AA)

非造血细胞岛，以网状细胞、淋巴细胞、浆细胞增多为主，未见造血细胞。

(Bone marrow，Wright—Giemsa stain，1000X)

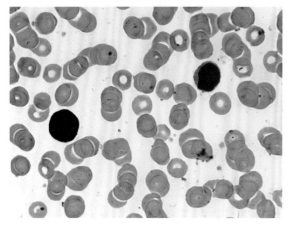

275.再生障碍性贫血
Aplastic anemia (AA)

中性粒细胞碱性磷酸酶活性增高(++++)。

(Bone marrow，NAP stain，1000X)

排泄物、分泌物及体液

EXCRETA,SECRETION AND BODY FLUID

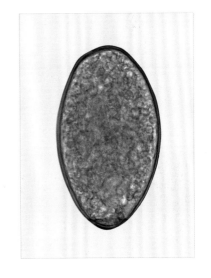

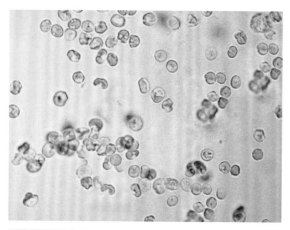

276. 正常红细胞
Normal red blood cell (RBC)

淡黄色，呈双凹盘形，类似于外周血不染色涂片上的形态。
(Urine，400X)

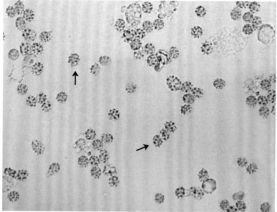

277. 高渗尿中的红细胞
RBC in the hypertonic urine

红细胞皱缩成表面带刺、颜色较深的球形(箭头)。
(Urine，400X)

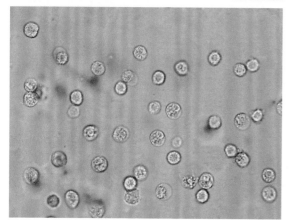

278. 白细胞
White blood cell (WBC)

外形完整的球形，浆内颗粒清晰可见，胞核清楚。
(Urine，400X)

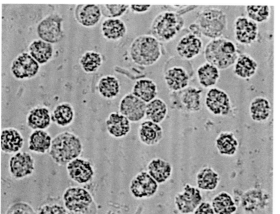

279. 脓细胞
Pus cell

细胞外形不规则，结构模糊，浆内充满粗大颗粒，核不清楚。
(Urine，400X)

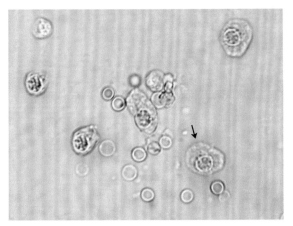

280. 肾小管上皮细胞

Renal tubular epithelial cell

较白细胞稍大，直径一般不超过15μm，胞浆内常见脂肪滴及小空泡（箭头）。

(Urine，400X)

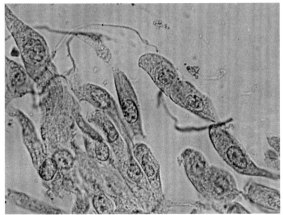

281. 尾形上皮细胞

Transitional epithelial cell

胞体呈圆形、椭圆形或有尾，较扁平，上皮略小，核稍大，呈圆形。

(Urine，400X)

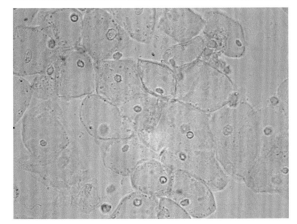

282. 鳞状上皮细胞

Squamous epithelial cell

细胞扁平而大，似鱼鳞状，形态不规则。核较小，卵圆形或圆形。

(Urine，400X)

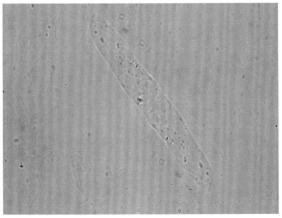

283. 透明管型

Hyaline cast

无色透明、内部结构均匀的圆柱状体，两端钝圆而较窄，偶尔含少许颗粒。

(Urine，400X)

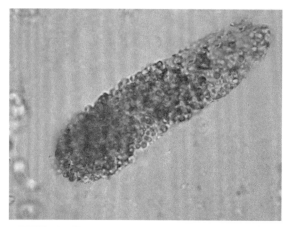

284.红细胞管型

Red blood cell cast

管型内含有较多的红细胞，通常红细胞多数已经破裂。

(Urine，400X)

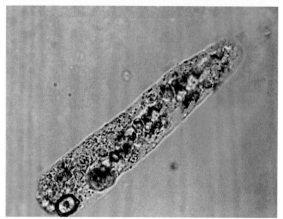

285.白细胞管型

White blood cell cast

外观呈圆筒状，管型内充满白细胞。

(Urine，400X)

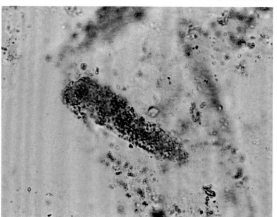

286.混合细胞管型

Mixed cellular cast

管型内含有肾小管上皮细胞和白细胞。

(Urine，400X)

287.粗颗粒管型

Coarse granular cast

管型内颗粒粗大而且浓密，外观较宽，易断裂。

(Urine，400X)

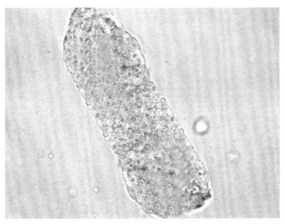

288. 细颗粒管型
Fine granular cast

管型基内含有较多细小而稀疏的颗粒。

(Urine，400X)

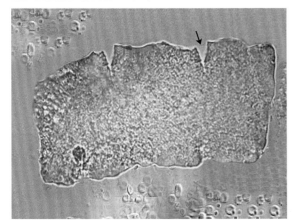

289. 肾小管上皮细胞管型
Renal tubular epithelial cell cast

管型基质内含有较多肾小管上皮细胞，其内细胞呈长椭圆形或卵圆形。

(Urine，400X)

290. 蜡样管型
Waxy cast

呈浅灰色或蜡黄色，有折光性，质地厚、外观宽大、易折断，边缘常有切口（箭头），有时呈扭曲状。

(Urine，400X)

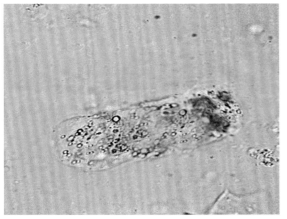

291. 脂肪管型
Fatty cast

管型基质内含有较多的脂肪滴，脂肪滴为黄褐色，大小不等，圆形，折光性强。

(Urine，400X)

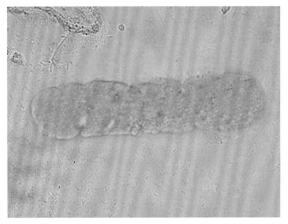

292.肾功能不全管型

Renal failure cast

又称宽幅管型 (broad cast)。基质内含有大量颗粒，宽大而长，不规则，易折断，有时呈扭曲状。

(Urine，400X)

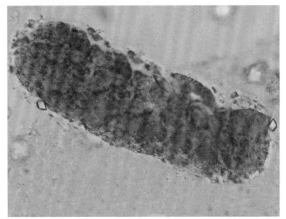

293.细菌管型

Bacterial cast

基质内含有较多的细菌。细菌于管型内可能聚在一起或稀疏散在。

(Urine，400X)

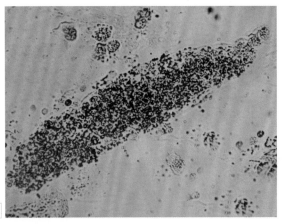

294.胆红素管型

Bilirubin cast

管型中充满金黄色的非晶性胆红素颗粒，见于重症的黄疸患者尿中。

(Urine，400X)

295.假管型

Pseudocast

尿液检体中有些物质(如细胞)聚在一起形成圆柱体形状，但无管型基质。

(Urine，400X)

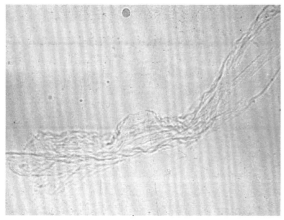

296.黏液丝

Mucus thread

多为长线条形，边缘不清，末端尖细卷曲。

(Urine，400X)

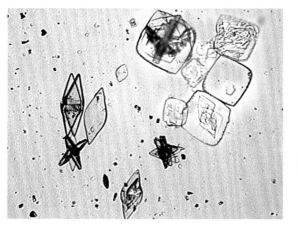

297.无定形尿酸盐结晶

Amorphous urate crystal

红色或黄色非晶形颗粒状，有时呈褐色小球状颗粒。

(Urine，400X)

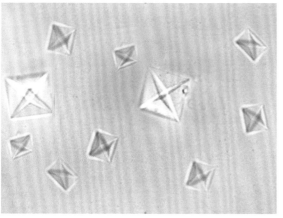

298.尿酸结晶

Uric acid crystal

无色、淡黄色或红色，形状多变，如磨刀石形、斜方形或菱形。

(Urine，400X)

299.草酸钙结晶

Calcium oxalate crystals

无色，有折光性。形状为哑铃形、八面体形或信封样。

(Urine，400X)

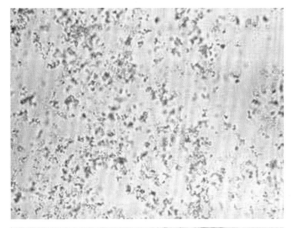

300. 无定形磷酸盐结晶
Amorphous phosphate crystal
外观呈无色，镜下呈淡灰色细小颗粒，无定形颗粒可聚集成团。
(Urine，400X)

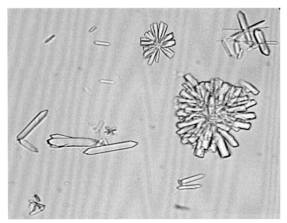

301. 三重磷酸盐结晶或磷酸铵镁结晶
Triple phosphate crystal or ammonium magnesium phosphate crystal
无色，高折射率，典型者3～6边棱镜状，另有其他形状，如信封状、棒状、羽毛状、水晶石状。
(Urine，400X)

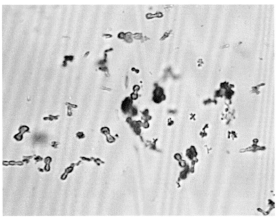

302. 磷酸钙结晶
Calcium phosphate crystal
外观呈无色至灰白色薄而不定形的板状、片状、楔状、束柱状。
(Urine，400X)

303. 碳酸钙结晶
Calcium carbonate crystal
外观呈无色哑铃状、球状结晶，它们会聚集成团。
(Urine，400X)

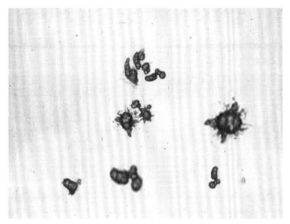

304 . 重尿酸铵结晶

Ammonium biurate crystal

外观呈褐色球形或有棘的球形结晶。

(Urine，400X)

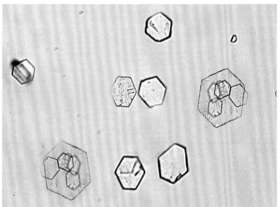

305 . 胱氨酸结晶

Cystine crystal

外观呈无色六角形板状晶体。

(Urine，400X)

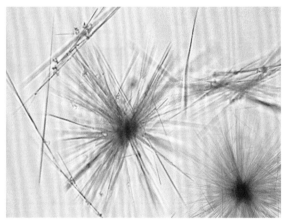

306 . 酪氨酸结晶

Tyrosine crystal

外观无色或黄色，呈细针状、束状排列。

(Urine，400X)

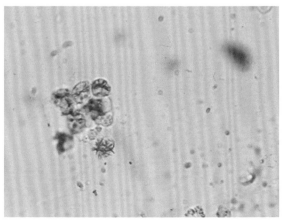

307 . 胆红素结晶

Bilirubin crystal

外观呈黄褐色短针束状，四角形板状或颗粒状，聚集成团。

(Urine，400X)

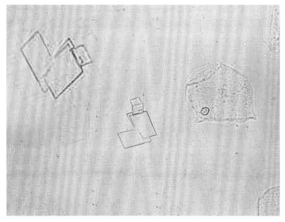

308. 胆固醇结晶

Cholesterol crystal

外观呈无色，缺角方形薄片状。

(Urine，400X)

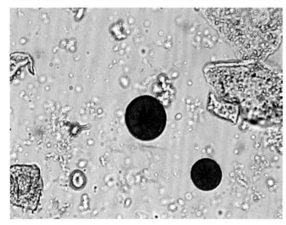

309. 磺胺结晶

Sulfa crystal

外观呈哑铃状、球形辐射状、草束状、长方形波板状。

(Urine，400X)

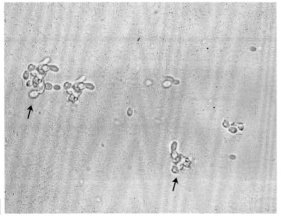

310. 亮氨酸结晶

Leucine crystal

外观呈黄褐色小球形，同心层或密集放射球状。

(Urine，400X)

311. 出芽酵母细胞

Budding yeast cell

尿道真菌感染时，尿液中可见到酵母样真菌。有出芽的椭圆形酵母样真菌（箭头）。

(Urine，400X)

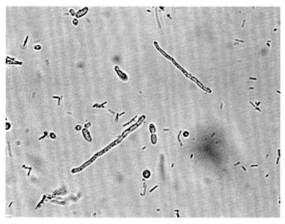

312. 细菌、真菌
Bacterium, fungus

尿路感染时，尿液中常可见到细菌和真菌。

(Urine，400X)

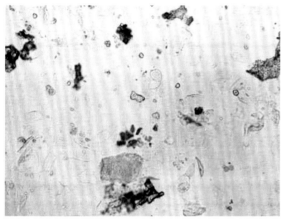

313. 粪便残渣
Fecal residual body

(Feces，400X)

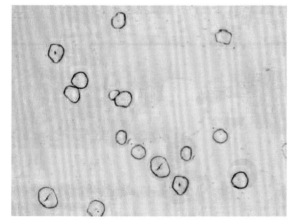

314. 淀粉颗粒
Starch granule

圆形、椭圆形或不规则形，具有同心形线纹的块状，大小不等，具有光泽，无色，遇碘染蓝黑色。

(Feces，400X)

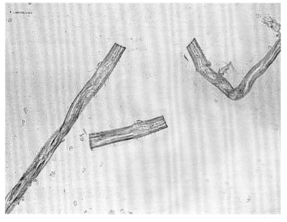

315. 纤维丝
Fiber

(Feces，400X)

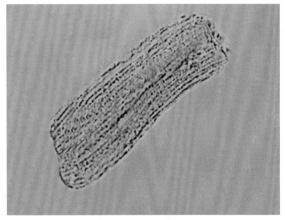

316. 肌肉纤维

Muscle fiber

呈淡黄色条状、片状，有纤细的横纹。

(Feces，400X)

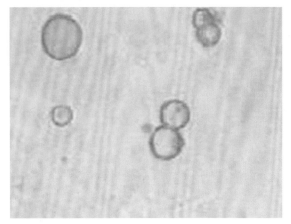

317. 植物纤维导管

Vegetable fiber

纤维导管为植物的纤维状导管，呈弯曲状或螺旋状。

(Feces，400X)

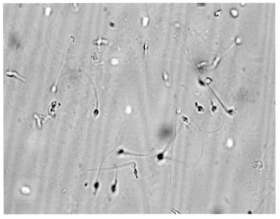

318. 脂肪滴

Fat drop

脂肪滴大小不一，圆形，折光性强的小球状。

(Feces，400X)

319. 精子

Spermatozoon

形似蝌蚪，长 50～60μm，分头、颈、中、尾四部分。

(Spermatic fluid，400X)

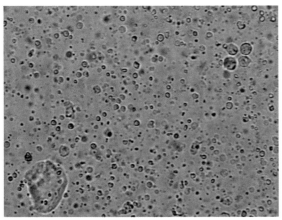

320. 卵磷脂小体

Lecithin body

呈卵圆形或圆形，大小不均，折光性强，略小于红细胞。

(Prostatic fluid，400X)

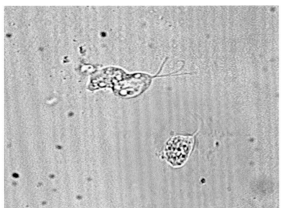

321. 阴道毛滴虫

Trichomonas vaginalis

滋养体呈梨形或椭圆形，大小为 7~32μm × 5~15μm，无色透明，有折光性，新鲜标本有时可见旋转样运动。

(Urine，400X)

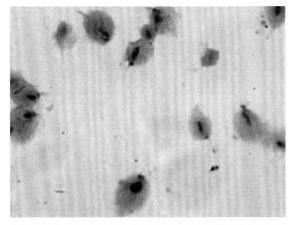

322. 阴道毛滴虫

Trichomonas vaginalis

典型虫体呈梨形或椭圆形，体长 5~15μm，虫体染色后前端可见 4 根前鞭毛，另有一根后鞭毛，虫体以前鞭毛向前运动。

(Vaginal discharge，Giemsa stain，400X)

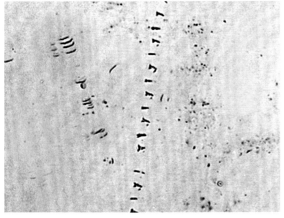

323. 玻璃划痕

Glass scratch

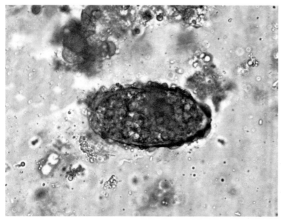

324. 似蚓蛔线虫虫卵（未受精）
Egg of *Ascaris lumbricoides* (unfertilized egg)
虫卵呈长椭圆形，大小为 88～94μm × 39～44μm，蛋白质膜与卵膜较薄，卵内充满大小不等的折光颗粒。
(Feces, 400X)

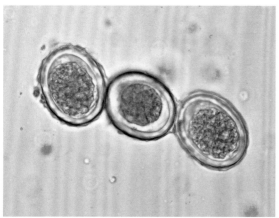

325. 似蚓蛔线虫虫卵（受精卵）
Egg of *Ascaris lumbricoides* (fertilized egg)
呈宽椭圆形，大小为 45～75μm × 35～50μm。卵壳较厚，外被一层棕黄色颗粒状蛋白质膜。卵内含有一个卵细胞，卵细胞两侧与壳之间形成新月形空隙。
(Feces, 400X)

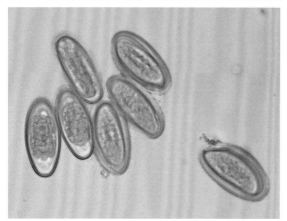

326. 蠕形住肠线虫虫卵
Egg of *Enterobius vermicularis*
虫卵呈两侧不对称的长圆形，一侧扁平，另一侧稍凸，大小为 50～60μm × 20～30μm，无色透明，卵壳较厚，可见内外两层。
(Feces, 400X)

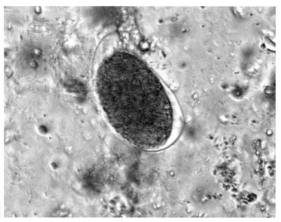

327. 钩虫虫卵
Egg of hookworm
呈椭圆形，大小为 57～76μm × 36～40μm，卵壳较薄，单层无色透明，卵内常含有 2～8 个胚细胞，卵壳与胚细胞之间有明显空隙。
(Feces, 400X)

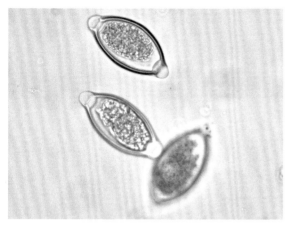

328.毛首鞭形线虫虫卵
Egg of *Trichuris trichiura*
虫卵呈纺锤形或腰鼓形，大小为50～54μm × 22～23μm，褐黄色，卵壳较厚，其两端各有一透明塞状突起，卵内含有一个卵细胞。
(Feces，400X)

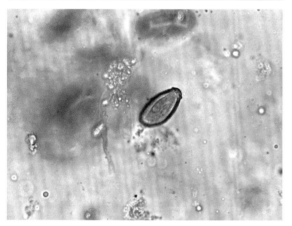

329.链状带绦虫虫卵
Egg of *Taenia solium*
虫卵似球形，大小为31～43μm，虫卵外层为较厚胚膜，呈棕黄色，具放射条纹，内含一个六钩蚴，直径14～20μm。
(Feces，400X)

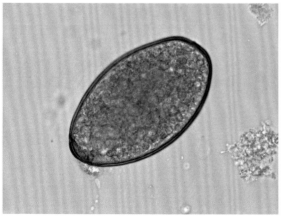

330.华支睾吸虫虫卵
Egg of *Clonorchis sinensis*
虫卵甚小，在低倍镜下形似芝麻粒，黄褐色，大小为28μm × 17μm，虫卵前端有盖，盖的两侧有肩峰突起，后端有一结节样的突起小疣。
(Feces，400X)

331.肝片吸虫虫卵
Egg of *Fasciola hepatica*
虫卵长椭圆形，淡黄褐色，大小为130～150μm × 62～90μm，卵壳薄，一端有小盖，卵内含1个卵细胞和许多卵黄颗粒。
(Feces，400X)

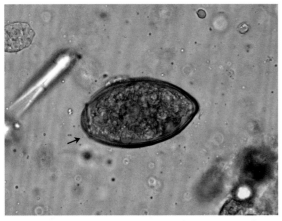

332. 卫氏并殖吸虫虫卵

Egg of *Paragonimus westermani*

呈不规则椭圆形，大小为80～118μm × 48～60μm，呈金黄色，卵壳厚薄不均，壳上有一大而明显的卵盖，略倾斜（箭头）。

(Feces, 400X)

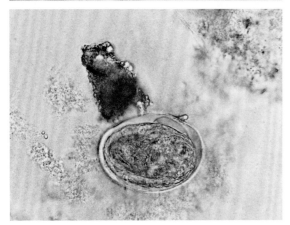

333. 布氏姜片吸虫虫卵

Egg of *Fasciolopsis buski*

呈椭圆形，两端钝圆，淡黄色，大小为130～140μm × 80～85μm，卵壳较薄，卵盖不太明显，卵内含有一个透明的卵细胞，含卵黄颗粒30～50个。

(Feces, 400X)

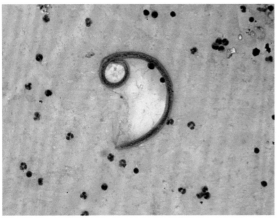

334. 日本血吸虫虫卵

Egg of *Schistosoma japonicum*

虫卵呈椭圆形，淡黄色，大小为70～105μm × 50～80μm，卵壳厚薄均匀，无壳盖，卵壳一侧有小棘。

(Feces, 400X)

335. 班氏吴策线虫微丝蚴

Microfilaria of *Wuchereria bancrofti*

虫体细长，头端钝圆，尾端尖细，弯曲自然柔和。

(Peripheral blood, Mayer's hematoxylin stain, 400X)

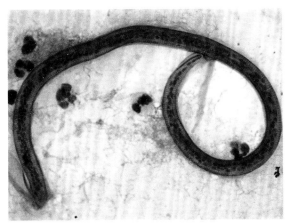

336．班氏吴策线虫微丝蚴

Microfilaria of *Wuchereria bancrofti*

微丝蚴呈丝状，前端钝圆，后端尖细，体外被一层鞘膜，染色后可见虫体内则有许多细胞核，称体核。班氏微丝蚴的体核大小相等，排列疏松整齐，互不重叠，粒粒可数而无尾核。

(Peripheral blood, Mayer's hematoxylin stain, 1000 ×)

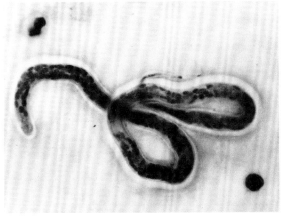

337．马来布鲁线虫微丝蚴

Microfilaria of *Brugia malayi*

虫体细长约200μm，头端钝圆，尾端尖细，外被鞘膜，虫体弯曲僵硬。

(Peripheral blood, Mayer's hematoxylin stain, 400X)

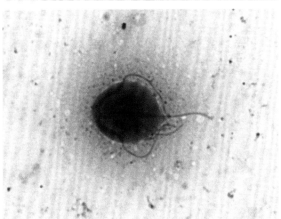

338．马来布鲁线虫微丝蚴

Microfilaria of *Brugia malayi*

虫体细长，头端钝圆，尾端尖细，染色后可见体内的体核较密集，大小形状不规则，常聚集重叠，不易分清，尾端有2个尾核前后排列。

(Peripheral blood, Mayer's hematoxylin stain, 1000X)

339．蓝氏贾第鞭毛虫滋养体

Trophozoite of *Giardia lamblia*

滋养体呈纵切的半个梨形，两侧对称，前端宽钝，后端尖细，一对细胞核位于虫体吸盘的中央部位，有前后侧、腹侧和尾鞭毛4对。

(Feces, Wright stain, 1000X)

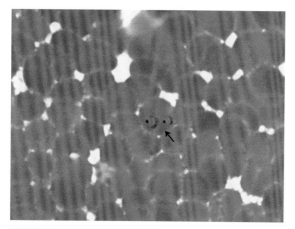

340.恶性疟原虫环状体

Ring form of *Plasmodium falciparum*

恶性疟原虫环状体，虫体胞质较少，呈环状，环纤细，中间为空泡，细胞核位于虫体一侧，核1个，但两个常见，红细胞常含两个以上原虫（箭头）。

Giemsa stain，1000X

(Peripheral blood，Giemsa stain，1000X)

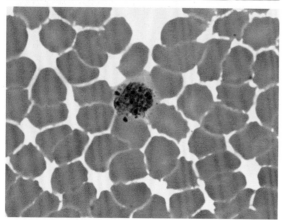

341.间日疟原虫环状体

Ring form of *Plasmodium vivax*

虫体胞质较少，呈环状，中间为大空泡，细胞核位于虫体一侧，颇似戒指的红宝石（箭头）。

(Peripheral blood，Giemsa stain，1000X)

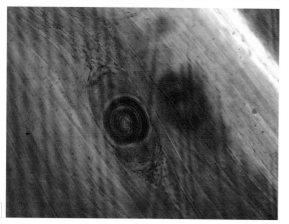

342.间日疟原虫成熟裂殖体

Mature schizont of *Plasmodium vivax*

间日疟原虫裂殖体，形体很大，裂殖子12～24个，通常为16～18个。

(Peripheral blood，Giemsa stain，1000X)

343.旋毛形线虫幼虫囊包

Encysted larva of *Trichinella spiralis*

幼虫在横纹肌中发育，虫体周围肌纤维间的肌腔呈纺锤形，幼虫在肌纤维间卷曲呈"U"形或螺旋形，卷曲的虫体由幼虫囊包包裹。

(Muscle，camine stain，400X)

病原微生物

PATHOGENIC MICROORGANISM

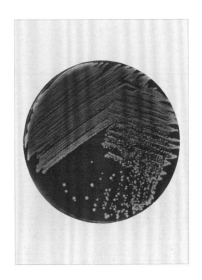

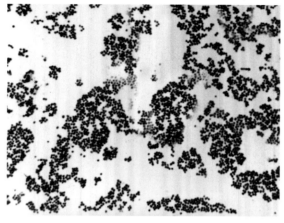

344. 葡萄球菌

Staphylococcus

革兰阳性球菌，呈单个、成双、短链或成簇排列，呈葡萄串样。
(Gram—stain，1000X)

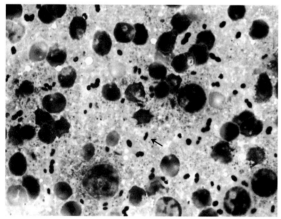

345. 链球菌

Streptococcus

革兰阳性球菌，链状排列。
链的长短与细菌的种类及生长环境有关。
(Gram—stain，1000X)

346. 肺炎链球菌

Streptococcus pneumonia

又称肺炎双球菌。肺炎链球菌呈矛尖状，宽端相对、尖端向外成双排列，革兰染色呈阳性（箭头）。
(Gram—stain，1000X)

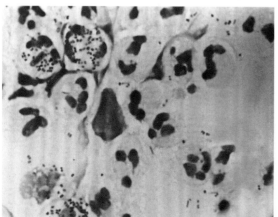

347. 淋病奈瑟菌

Neisseria gonorrhoeae

又称淋球菌。革兰阴性双球菌，菌体直径为 0.6～1.5μm，形似双肾或咖啡豆样，坦面相邻。
急性炎症期细菌多在患者分泌物的少部分中性粒细胞的胞浆中，慢性期则多在细胞外，且有些可呈单个球形或四联状。
(Gram—stain，1000X)

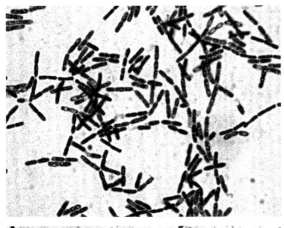

348 . 炭疽杆菌
Bacillus anthraci
革兰阳性杆菌，呈长链、竹节状排列。芽孢多在有氧条件下形成，位于菌体中央。
(Gram—stain，1000X)

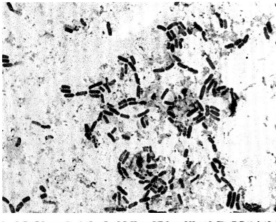

349 . 枯草芽孢杆菌
Bacillus subtilis
革兰阳性杆菌，有芽孢，位于菌体中央或稍偏，芽孢形成后菌体不膨大。
(Gram—stain，1000X)

350 . 大肠埃希菌
Escherichia coli
通称大肠杆菌，革兰阴性，呈短直杆状。
(Gram—stain，1000X)

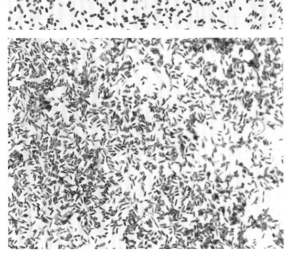

351 . 伤寒沙门氏菌
Salmonella typhi
又称"伤寒杆菌"，革兰阴性直杆菌，无芽孢，无荚膜。
(Gram—stain，1000X)

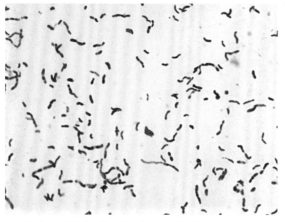

352. 霍乱弧菌
Vibrio cholerae
革兰染色呈阴性，呈弧形或逗点状，在患者"米泔水"样便中，可呈头尾相接的"鱼群"样排列。
(Gram—stain，1000X)

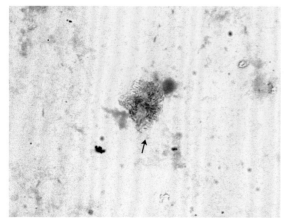

353. 铜绿假单胞菌
Pseudomonas aeruginosa
又称"绿脓杆菌"，单个，成对或偶尔成短链，革兰阴性杆菌。
(Gram—stain，1000X)

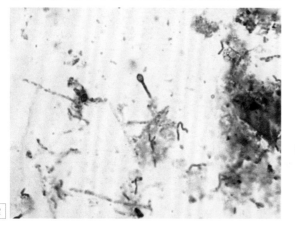

354. 结核分枝杆菌
Mycobacterium tuberculosis
结核分枝杆菌菌体细长且略带弯曲(箭头)，抗酸染色阳性。
(Acid—fast stain，1000X)

355. 破伤风梭菌
Clostridium tetani
革兰阴性杆菌，其菌体细长，芽孢呈圆形，位于菌体顶端，直径比菌体宽大，似鼓槌状，为本菌形态上的特征。
(Gram—stain，1000X)

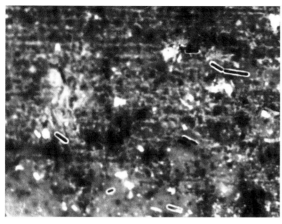

356. 产气荚膜梭菌

Clostridium perfringens

显示粗的砖形革兰阳性杆菌，并有荚膜。

(Gram—stain, 1000X)

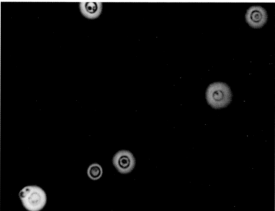

357. 隐球菌

Cryptococcus

在黑色背景下，可见孢子周围有厚荚膜，荚膜厚度与菌体等同。

(CSF, India ink stain, 400X)

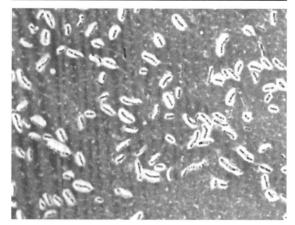

358. 荚膜

Capsule

某些细菌在细胞壁外包围的一层黏液性物质。

(Capsule stain, 1000X)

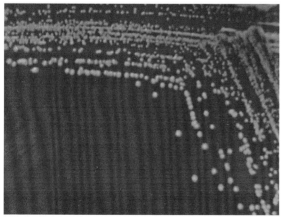

359. 金黄色葡萄球菌

Staphylococcus aureus

菌落较大，直径6～8mm，光滑、完整、稍隆起，半透明，金黄色或橙色色素。

(Blood Agar)

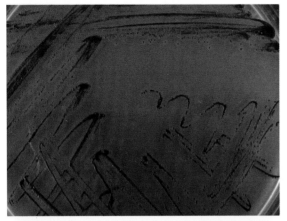

360. 金黄色葡萄球菌
Staphylococcus aureus
金黄色葡萄球菌还原亚碲酸盐，形成灰色菌落。
（BPA Agar）

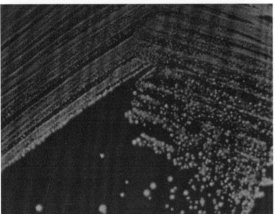

361. 凝固酶阴性葡萄球菌
Coagulase-negative Staphylococcus (CNS)
菌落完整光滑，无色素产生或产生白色色素。
（Blood Agar）

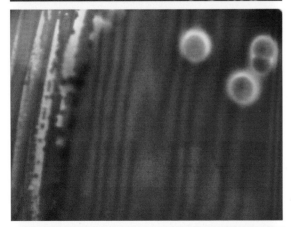

362. β－溶血菌落
Beta hemolysis colony
在血平板上生长，可见湿润的β－溶血（又称完全溶血）菌落。
（Blood Agar）

363. 草绿色链球菌
Viridans Streptococci
在血平板上生长，可见α－溶血。
（Blood Agar）

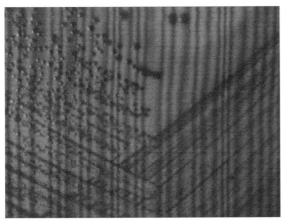

364. 大肠埃希菌
Escherichia coli
在 MacConkey 上生长发酵乳糖，形成粉红色菌落。
(MacConkey Agar)

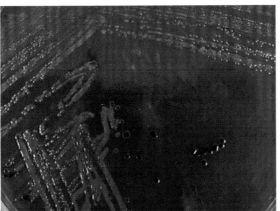

365. 伤寒沙门氏菌
Salmonella typhimurium
在 XLD 上生长，菌落呈红色，或中央为黑色。
(XLD Agar)

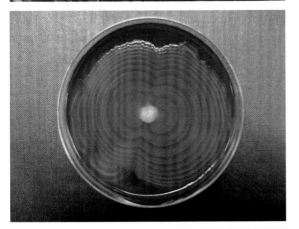

366. 奇异变形杆菌
Proteus mirabilis
在血平板上迁徙生长，有游走（swarming）现象。
(Blood Agar)

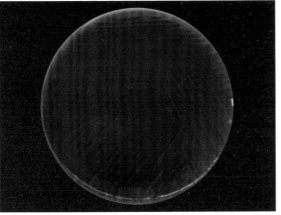

367. 变形杆菌
Proteus
在血平板上生长，菌落生长蔓延成波纹状薄膜分布于整个培养基。
(Blood Agar)

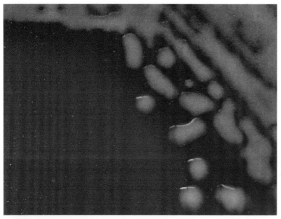

368. 肺炎克雷伯菌

Klebsiella pneumoniae

在血平板上生长，形成灰白色，大而黏，光亮且易成黏丝的菌落。

(Blood Agar)

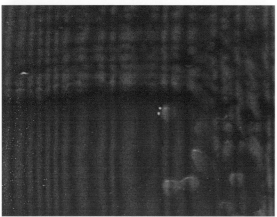

369. 肺炎克雷伯菌

Klebsiella pneumoniae

在MacConkey培养基上生长，发酵乳糖产酸形成较大粉红色黏稠的菌落。

(MacConkey Agar)

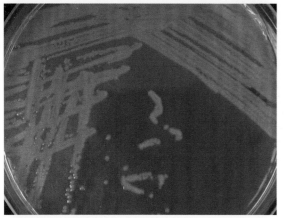

370. 铜绿假单胞菌

Pseudomonas aeruginosa

在MH平板上生长，产生绿色的水溶性绿脓素(Pyocyanin)。

(M—H Agar)

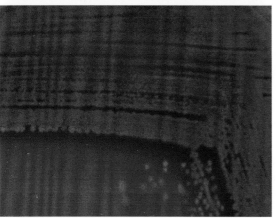

371. 铜绿假单胞菌

Pseudomonas aeruginosa

菌落呈扁平湿润、灰绿色的菌落，菌落周围可见透明溶血环。

(Blood Agar)

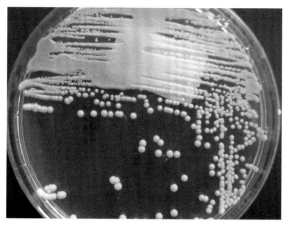

372. 白假丝酵母

Candida albicans

在沙堡弱培养基上形成白色、不透明、边缘整齐的菌落。

(Sabouraud Agar)

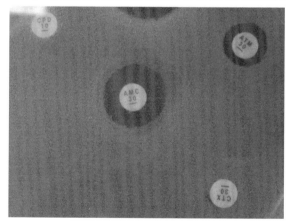

373. 念珠菌显色平板

CHROMagar

白假丝酵母 (*Candida albicans*) (1); 光滑假丝酵母 (*Candida glabrata*) (2); 热带假丝酵母 (*Candida tropicalis*) (3)。

(CHROMagar)

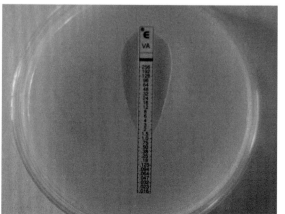

374. 纸片琼脂扩散法

Disc diffusion test

将含有定量抗菌药物的纸片贴在已接种测试菌的琼脂平板上,纸片中所含的药物吸收琼脂中水分溶解后不断向纸片周围扩散形成递减的梯度浓度,在纸片周围抑菌浓度范围内测菌的生长抑制,从而形成无菌生长的透明圈即为抑菌圈。抑菌圈的大小反映对测定药物的敏感程度,并与该药对测试菌的 MIC 呈负相关关系。

(M-H Agar)

375. E 试验(浓度梯度纸条扩散法)

Epsilometer test E-test(Gradient diffusion method)

是一种结合稀释法和扩散法原理对微生物药敏试验直接定量的技术。

(M-H Agar)

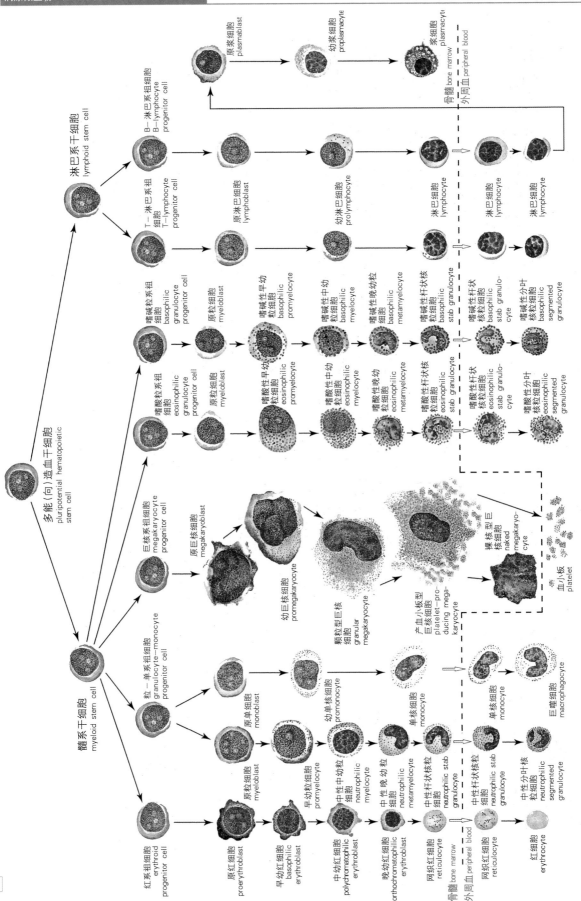

376.骨髓血细胞分化、发育、成熟演变规律示意图

The process of hematopoietic stem cell differentiation, development and maturation